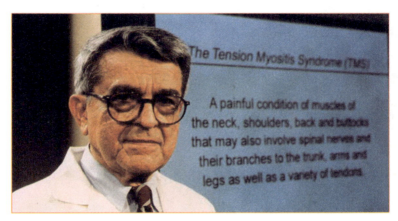

★ 本书作者约翰·萨诺,系纽约大学医学教授,美国健康权威和背痛专家。

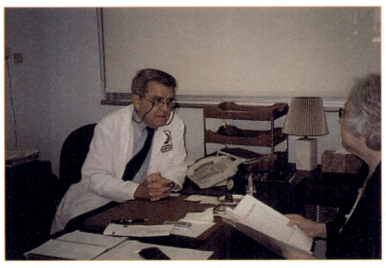

★ 约翰·萨诺深受病患者信任和喜爱,其在纽约的诊所门庭若市。

♥ 来自各界的赞誉 ♥

这本《别了，背痛》不止对医学界有振聋发聩之功，其苦口婆心的态度，细细道来的语调，加之书中详实生动的案例，流畅平易的文字，则更对普通背痛患者有去病除痛、重拾健康之效。

——樊碧发
全国疼痛诊疗研究中心主任

前段时间，朋友推荐了《别了，背痛》……我记得当时一直看到了凌晨三点……现在，背痛对我来说已不是问题了。如果客户和我分享他们的身体苦痛或者感受，我心里会暗暗地庆祝——这一定又是一次很好的话题。我总是温和地讲解一下《别了，背痛》的相关内容……感谢《别了，背痛》这本书。

——李雪柏
国际认证教练

萨诺博士用清晰的思路和浅显易懂的文字向读者描述了情绪是如何影响和导致疾病的……他已经治愈了数千位因长期背痛而虚弱不堪的人们，而现在，他提供了其他疼痛疾病的医疗方法……我强烈推荐这本书。

——本杰明·杰·萨多克，教授
纽约大学医疗中心精神科副主任

整整 15 年，我都被背痛缠绕着。背痛严重影响了我的工作，我曾经因为背痛不得不躺在地板上开会，也曾经因为背痛不得不睡在冰袋上。这可能是心理性的吗？我曾经认为萨诺博士的观念是荒谬可笑的，但是 10 年之前，我去他那里就诊了。从那以后，我再也没有背痛的问题。如果萨诺博士的观点也适用于其他心理性疼痛的话，那么美国正在浪费数 10 亿财富。这是多大的一个悲剧呀。

——约翰·斯道塞尔
电视新闻杂志《20/20》记者

　　约翰·萨诺已经改变了我的生活，我向生活中的每个人推荐他。他是一个真正的奇迹创造者。

——安妮·班克罗夫特
美国著名演员，奥斯卡最佳女主角

　　我的生活充斥着极其剧烈的背部和肩膀疼痛，直到我运用萨诺博士的方法。几周时间内，我的背部疼痛就消失了。从此，我再也没有出现过任何症状……我这辈子都感激萨诺博士。

——霍华德·斯特恩
美国达人秀评委，传媒大王

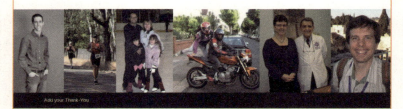

★ 被治愈的患者为感谢约翰·萨诺，专门建立网站（thankyoudrsarno.org），数万病人在这里分享感动和心得。

别了,背痛

HEALING BACK PAIN

最有效的自我身心疗法

[美] 约翰·萨诺 著 张彩 译

科学技术文献出版社
·北京·

图书在版编目（CIP）数据

别了，背痛 /（美）萨诺著；张彩译. -- 北京：科学技术文献出版社，2014.4
书名原文：Healing back pain:the mind-body connection
ISBN 978-7-5023-8675-7

Ⅰ.①别… Ⅱ.①萨… ②张… Ⅲ.①背痛－诊疗Ⅳ.①R681.5
中国版本图书馆CIP数据核字(2014)第027978号

著作权合同登记号　图字：01-2014-0360
中文简体字版权专有权归北京双螺旋文化交流有限公司所有
Copyright © 1991 by John E.Sarno,M.D.
This edition published by arrangement with Grand Central Publishing, New York, New York, USA.
Simplified Chinese characters copyright © 2014 by Beijing Double Spiral Culture&Exchange Company Ltd.
All rights reserved.

别了，背痛

| 策划编辑：白　明 | 责任编辑：孙江莉 | 责任校对：张燕育 | 责任出版：张志平 |

出　版　者	科学技术文献出版社
地　　　址	北京市复兴路15号　邮编100038
编　务　部	（010）58882938，58882087（传真）
发　行　部	（010）58882868，58882874（传真）
官 方 网 址	http://www.stdp.com.cn
发　行　者	科学技术文献出版社发行　全国各地新华书店经销
印　刷　者	北京中科印刷有限公司
版　　　次	2014年6月第1版　2014年6月第1次印刷
开　　　本	880×1230 1/32
字　　　数	10千
印　　　张	7.75
书　　　号	ISBN 978-7-5023-8675-7
定　　　价	28.00元

版权所有　违法必究

购买本社图书，凡字迹不清、缺页、倒页、脱页者，本社发行部负责调换

目录

前言
"背"后的真相　001

第一章
背痛的表现　011

第二章
我们的背痛，我们的心情　047

第三章
背痛发生时，身体在忙什么　085

第四章
背痛，看招　099

第五章
背痛的传统诊断　131

第六章
背痛的传统治疗方法　159

第七章
心理和身体的交互作用　175

病人来信
感谢的话说不完　219

附录
中国医学专家和读者的声音　239

前 言

"背"后的真相

为什么如此多的人背部容易受到伤害？为什么专业的医学治疗对遏制这种流行病如此地无能为力？

这本书的目的就是要回答这两个问题，以及有关普遍存在的疼痛症状的其他诸多问题。

> 很难让人相信，21世纪高度精密的医术不能准确地界定诸如疼痛这样如此简单和常见疾病的原因。

这本书是1984年出版的《心理战胜背痛》的续集。《心理战胜背痛》向我们描述了"肌肉紧张综合征"这种疾病，而有理由相信，这就是颈部、肩部、背部、臀部和四肢疼痛等常见综合征主要原因。自从《心理战胜背痛》这本书出版以来，我进一步发展和澄清了关于如何诊断及治疗"肌肉紧张综合征"的概念，因此，很有必要出版现在这本书，将我这些年来新的研究发现补充进来。

多年来，这些疼痛发生率的增加已经成为一个让人印象深刻的公众健康问题。统计数据表明，大约80%的人曾经出现过以上提到的某一种疼痛。1986年8月，《福布斯》的一篇文章报道，每年有560亿美元用于治疗这种广泛存在的疾病。在美国，各种疼痛综合征是工人旷工的第一大原因，远远高于排在第二位的旷工原因——呼吸道感染。

所有的这一切都发生在过去的30年中。为什么？经过几百万年的进化，美国人的背部突然变得不堪重负、异常脆弱了吗？为什么如此多的人背部容易受到伤害？为什么专业的医学治疗对遏制这种流行病如此地无能为力？

这本书的目的就是要回答这两个问题，以及有关普遍存在的疼痛症状的其他诸多问题。本书的一个观点是，和所有的流行病一样，这种疾病是医学没有认识到疾病的性质进而未做出精确的诊断导致的。瘟疫曾经肆虐整个世界，是因为那个时候人们对细菌和流行病一无所知。很难让人相信，21世纪高度精湛的医术不能准确地界定诸如疼痛这样如此简单和常见疾病的原因。但医生和药物研究者说到底始终是术业有专攻，因此，并不是所有人都知道，医学界总是脱离不了"偏见"这一持久的弱点。

这一偏见是：这些常见的疼痛症状必定是脊柱的结构性异常，或者是生理化学反应和物理反应引发的肌无力。传统医学中与此同等固执的另外一个偏见是：情绪不会引起身体机能的变化。肌肉紧张综合征的实践反驳了这两种偏见。

我第一次认识到这个问题的重要性是在1965年，那年我加入了现在大家都知道的纽约大学医学中心，担任腊斯克康复医学研究所门诊部主任。那是我第一次零距离接触大量颈部、肩部、背部和臀部疼痛的病人。传统医学院的训练教导我，这些疼痛基本上都是源于脊椎各种各样的结构性异常，最常见的是关节和间盘损伤，或者由不正确的姿势、缺乏锻炼、用力过度诸如此类的原因导致的肌肉异样。腿和手臂的疼痛，则大多认为是由神经压迫导致的。然而，我们并不清楚所有这些异常是怎样让疼痛产生的。

治疗处方的开具理由同样是错综复杂的。治疗包括注射、超声波深层热疗、按摩推拿和锻炼。没有人能确定这些疗法可以达到什么样的效果，但它们似乎在一些案例中是有效的。据说，锻炼可以增强腹部和背部的肌肉，这在一定程度上保护了脊椎，阻止了疼痛的产生。

治疗这些病人的经历是令人沮丧和郁闷的，作为医生，你永远没办法预测治疗结果会怎么样。更麻烦的是，疼痛的模式和身体检查的结果经常与预想的疼痛原因没有关系。比如，从身体检查来看，疼痛应该是由尾椎关节的退化变形导致的，但患者的疼痛并不是来自尾椎，而是来自与此没有关系并且从身体检查上看不出骨头有任何问题的区域。有时，一个人左边腰间盘破裂，却是右腿疼痛。

伴随着怀疑"常规诊断的精确性"而来的，是我对最主要的肌肉组织的认识，特别是颈部、肩部、背部和臀部的肌肉。但更重要的是，据发现，88%的疼痛病人都有诸如紧张或者偏头痛、胃灼热、裂孔疝、胃溃疡、结肠炎、结肠痉挛、肠易激综合征、花粉症、哮喘、湿疹和各种其他疾病史。然而，所有这些疾病都与紧张有很大的关系。我们可以做出这样的推论：他们肌肉的疼痛也可能是由于紧张导致的。因此，这种疾病也可以称作"肌肉紧张综合征（TMS）"。

（TMS，是Tension Myositis Syndrome的缩写，Myo是肌肉的意思，在这里是指肌肉状态的改变，即疼痛。）

当我们检验这个理论，将其用于治疗病人的时候，治疗的效果得到了提升。实际上，当我们运用这个理论治疗病人时，一定程度上能精确预测哪些病人会好转，哪些病人会恶化。正是这种精确预测的可能性，才促使我写出了这本书中所描述的诊断和治疗程序。

在这里需要强调的是，这本书并不是描述一种治疗背痛的新方法。肌肉紧张综合征是一种新的诊断结论，与此对应，医生需要接受培训以掌握应对这种诊断。当医学发现细菌是很多传染病的原因时，治疗的过程就是寻找各种方法消除病菌，因此就有了抗生素。如果情绪因素是某人背痛的原因，那么诊疗医生必须寻找一种恰当的治疗技术。很显然，在传统身体治疗领域，这是不合理的。相反，实践证明，治疗背痛唯一成功和持续有效的方法是教导病人理解他们疾病的本质。对一个才接触这个领域的人来说，可能对上面说的内容没有太多的感觉，但是继续阅读下去，你会逐渐清晰起来。

这是整体医学观吗？非常不幸，现在大家所知道的整体医学是一个混杂的科学，是伪科学和民间偏方（民间传统）。任何游离于主流医学之外的都可以被归纳进整体医学范畴。更精确一点的描述是，整体医学中占主导地位的观点是医生必须治疗"完整的人"，不能头痛医头，脚痛医脚。这是一个明智的概念，可经常被当代医学所忽视。但公然反抗传统医学并不应该成为界定什么是整体医学的执行标准。

或许整体医学应该被界定为在治疗疾病、恢复健康过程中，考虑到情绪和身体结构两方面的医学。在接受这个概念的同时，并不意味着丢弃科学的方法。相反，一旦将非常复杂的情绪维度加入医学方程，治疗的效果则更加依赖于对证据和结果的反复论证。

因此，整体医学并不是一种流行的构想。我希望它是医学理想的一个例证——精确的诊断和有效的治疗及科学的保养，结论则是建立在观察的基础上，并随着实践而调整。虽然肌肉紧张综合征的病因是压力，但传统临床医学的诊断是以身体检查为基础的，而不是心理背景。

在这个意义上，所有的医生都应该是"整体医学"的实践者——树立整体医学观念，认识到心理和身体之间的交互作用，在疾病的诊疗过程中将患者还原为一个整体，不但要医病，还要医人。将情绪维度从健康和疾病的研究中抽离出去是低劣的医疗和糟糕的科学。

非常重要的一点在这里必须强调一下：虽然肌肉紧张综合征是由情绪诱发的，但它是一种身体疾病。肌肉紧张综合征必须由有能力识别这种疾病的身体和心理表现的医生做出诊断。病人的症状是由情绪诱发的，心理学家并没有受过身体诊断的训练，因此，他们并不能确定患者是否得了肌肉紧张综合征。

而医院中很少有医生被训练去识别心因性疾病，那么，肌肉紧张综合征的诊断就处于尴尬的境地，诊断由谁来做也就成了悬而未决的问题。过去的事实也的确如此，肌肉紧张综合征病人被误诊了。肌肉紧张综合征还是要由医生来诊断这一点特别重要，目的在于避免没有受过身体诊断训练的心理学家做出"疼痛都是自己想出来"的纯心因性的诊断。

医生是如何考虑肌肉紧张综合征的诊断的呢？大部分医生在诊疗的时候都不会有意识地将心理和身体结合起来。关于肌肉紧张综合征，我已经写了大量的论文和教科书，但是这些论文和教科书的医学受众是有限的，主要是工作在物理治疗和康复领域的医生。近年来，让出版物接收关于肌肉紧张综合征的医学论文已经不可能了，毫无疑问，因为肌肉紧张综合征治疗的相关理念是超越当代医学教义之外的。对那些可能看到这本书的医生，我要指出的是，这本书比我曾经出版的任何一篇论文都要完整，虽然这本书是写给普通大众的，但是对专业医生也是非常有价值的。

以我周围的医生对这本书的反应来判断，社会上大多数的医生会忽视或者拒绝这种诊疗方法。在我的专业领域，有一小部分医生说他们看到了这种诊疗方法的价值，但是很难用它去治疗病人。我希望年轻一代的医生更有能力处理这类问题。触动年轻的医生也是出版这本书的目的。

对于那些患有颈部、肩部、背部和臀部疼痛或者认为他们可能患有肌肉紧张综合征的读者来说，收获又是什么呢？一本书不可能替代医生,通过这本书来做诊断和治疗也不是我的目的。我认为,用一本书或者一盘CD将患者引离医生的诊疗是违背职业道德和公共道德的。疼痛症状必须经过恰当的检查以排除诸如癌症、肿瘤、骨骼障碍和其他很多更严重疾病的可能性。如果一个人某个部位持续疼痛,当务之急是去看医生,并让医生对其做恰当的检查和测试。

这本书最主要的目的在于增强医务人员和非医务人员的意识,因为这些常见的疼痛症代表了一种主要的公众健康问题,只有医学上对病因的认识发生改变之后,这些疼痛才能得到根治。

在表述为什么写这本书的时候,如果不交代一下《心理战胜背痛》的很多读者反馈说他们的症状得到改善或者完全解决,那么我会显得不够直率。这也是用事实支持了对肌肉紧张综合征的界定,并且丰富了这一疾病的知识,这些都是肌肉紧张综合征治疗的关键因素。

科学要求所有的新观念都要经过实践的检验,而且可以重复。在新的观念被广泛接受之前,它们必须被证实排除了所有的质疑。关键的一点:本书中提到的观点是可以经过研究来研讨的。按照科学传统,我邀请同行去核实或校正我的工作,他们不应该忽视这份邀请,因为背痛的问题非常严峻,而且非常迫切地需要获得解决方案。

第一章

背痛的表现

疼痛症状看起来太"身体"了,以致医生很难去思考这种疼痛可能是由心理因素导致的,因此,他们倾向于结构化的解释。然而,如此一来,他们要为现今存在的疼痛流行病负主要责任。

> 情绪不适合通过试管实验来测查，因此现代医疗科学选择忽略它们。

我从没发现哪一个肩、颈、背或者臀部疼痛的病人不相信疼痛是由于身体活动带来的损伤造成的。"我跑步（打篮球、打网球、打保龄球）的时候让自己受伤了"，"当我抱起我的小女孩时，就感到疼痛"，"当我用力去打开卡住的窗户时，就感到疼痛"或者"十年前我遭遇了一场汽车追尾的车祸，从那以后，我的背部就会周期性地疼痛"。

疼痛意味着身体损伤的观点在美国主流思想中根深蒂固。当然，如果某人从事一项身体运动后有了伤痛，很难不将其归结于这项运动（就如我们后面章节要看到的内容一样，人们经常会如此联系）。但是这种背部脆弱、易受伤害的普遍观念，对美国公众而言简直就是一种医疗灾难。现在，有一大群半伤残的人生活在"会进一步损伤或者再次经历可怕的疼痛"的巨大阴影之中。我经常听到这样的话语："我做事总是小心翼翼的，以免再次伤害自己。"

实际上，这种观念是由医疗业和其他医治者多年培养出来的。这种观念认为：肩、颈、背和臀部的疼痛是由损伤或者由脊椎、脊椎的相关结构以及围绕这些结构周围的机能不全的肌肉和韧带的疾病带来的，而这些都是未经科学证实的诊断思想。

另一方面，17年来，我用一种非常不同的诊断法治疗这些失调症，取得了令人满意的成果。据我观察，一直以来，这些疼痛症状大部分都是由压力带来的肌肉、神经、肌腱和韧带的不良状态导致的。这一观点已经获得临床实践证实，通过一种简单、快速、全面的治疗程序，病人得到成功治疗的比例很高。

脊椎疾病医疗的当务之急，是改变现在依照基本的医疗观和医疗训练的状况。现代的医疗倾向基本是机械化和结构化的，身体被看做是一台极其复杂的机器，疾病被看做是由感染、损伤、遗传、缺陷、老化和癌症所带来的机器故障。与此同时，医药科学热衷于实验，相信只有经过实验证明的才是合理有效的。没有人会质疑实验室实验在医疗进步中的重要作用（我们可以青霉素/胰岛素为例来说明实验室实验的重要性）。不幸的是，有些事情在实验室里很难研究，其中之一就是精神及其器官——大脑。情绪不适合通过试管实验来测查，因此现代医疗科学选择忽略它们，并以情绪与健康和疾病关系甚微来解释他们这一选择。因此，大多数一线医生并不考虑情绪在导致身体失调方面所起的重要作用，即使很多人知道忽视情绪作用将加重"身体"导致的疾病。一般情况下，医生在处理与情绪有关的问题时会感到不舒服。他们倾向于在"精神的问题"和"身体的问题"之间做出一个快速的判断，并且他们只对后者感到舒服。

消化性溃疡就是一个很好的例子。虽然一些医生对此有所争议，但是有相当比例的一线医生接受溃疡主要是由压力所引起的观点。然而，与逻辑相反，大多数人关注的治疗是"医药"，而不是"心理"，并且开出的药物也是用来中和或者阻止酸性分泌物的。但是，不能根治失调的医药就不是好的医药，这种医药治标不治本。作为医生，这在医学院学习时很多人都曾被警告过。即便如此，大多数医生认为他们的职责就是治疗身体，问题的心理部分自然就被忽略掉了，即使心理原因是最根本的病因。的确，有一些医生试图涉足压力，但通常也只是隔靴搔痒："你应该放松，你工作太辛苦了。"

疼痛症状看起来太"身体"了，以致医生很难去思考这种疼痛可能是由心理因素导致的，因此，他们倾向于结构化的解释。然而，如此一来，他们要为这个国家现今存在的疼痛流行病负主要责任。

如果结构异常并不会导致肩、颈、背和臀部的疼痛的话，那么是什么导致的呢？多年的研究和临床经验表明，这些常见的疼痛是某些肌肉、神经、肌腱、韧带生理变化的结果，这被称做"肌肉紧张综合征"。它是不致伤的，但它却是潜在的非常痛苦的失调，是特定的、常见的情绪状态积累的结果。本书的目的就是详细介绍肌肉紧张综合征。

本章接下来的部分将会讨论哪些人会患肌肉紧张综合征，肌肉紧张综合征会发生在身体的什么部位以及它对人们健康和日常生活的全面影响。在后续的章节中，我们将谈论肌肉紧张综合征的心理机制（肌肉紧张综合征由何而起）和它的生理机制以及如何治疗。我将回顾传统的诊断和治疗，并且还会与大家一起探讨与健康和疾病有关的重要的心身交互作用。

哪些人会患上肌肉紧张综合征

有人认为，肌肉紧张综合征是在儿童期——可能不到五六岁——就开始出现的从轻到重逐渐累积的一种疾病。当然，肌肉紧张综合征在儿童身上的表征和在成人身上的不同。我确信，儿童身上与"持续增加的疼痛"有关的问题都是肌肉紧张综合征的表征。

"持续增加的疼痛"的原因从未找出来，但是医生总是满足于用"这种病症没什么大问题"来安慰这些孩子的母亲。有一天，这种情形也发生在了我身上。我听到，一个年轻妈妈说，她的女儿半夜腿部疼痛得厉害——这个孩子身上发生的症状与成人坐骨神经痛发作的情形非常相似。而且，既然腿部疼痛是肌肉紧张综合征症状中最常见的一条，那么，"持续增加的疼痛"很有可能就是肌肉紧张综合征在儿童身上的表征。

也就是说，由于肌肉紧张综合征是一种发作时经常没有身体症状的疾病，因此没有人能够解释"持续增加的疼痛"的特性。伴随着症状的产生，有短暂的血管收缩，随之所有的一切都恢复正常。

焦虑这种情绪刺激对儿童的伤害与对成人的伤害没有区别。有人可能会说，焦虑对于儿童来说无疑是一种噩梦。不过，疼痛是噩梦的替代品——大脑做出了一个指挥决定：让身体产生一个反应（某一部位疼痛），以避免个体经历痛苦的情绪，这与成人身上发生的情况一样。

在人生的另一端，我已经看到这些症状在七八十岁的老人身上显现。似乎这种病症没有年龄限制，可是为什么要假设这种病症有年龄限制呢？一个人产生情绪的时间越久，患上这种疾病的可能性越大。

这种病症最常发生在哪一个年龄段呢？有关疾病发生年龄的统计数据给我们什么启发呢？在1982年开展的一项追踪调查中，177名病人成为调查对象，他们接受肌肉紧张综合征治疗之后的即时状况的调查。我们了解到，77%的病人在30~60岁之间感受到了疼痛，9%的病人在二十几岁发病，只有4个人是在十几岁发病的（2%）。在人生的另一端，只有7%的人在六十几岁发病，4%的人在七十几岁发病。

这些统计数据强烈地表明，大多数背部疼痛的原因是情绪性的，因为30~60岁这一时期是背部疼痛的高发期。而在人生的这一时期，人们面临着工作、养家和超越的最大压力，从逻辑上说，这一时期人们患上肌肉紧张综合征的比例也最高。而且，如果脊椎的衰退性变化是背部疼痛的最根本性原因的话，这些统计结果就不吻合了——脊椎的衰退性变化的持续增加大多发生在二十几岁，另一个高发时间是老年时期。可以肯定的是，这只是详细却无法证实的依据，但却极具启发性。

因此，对于"谁会得肌肉紧张综合征"这个问题的答案是："谁都会患上肌肉紧张综合征。"但非常肯定的是，人生的中年期是最常发生的时期，也是最应该为肌肉紧张综合征负责的时期。现在，就让我们一起来看看肌肉紧张综合征是如何显现的吧。

肌肉紧张综合征在哪里清楚地表露它自己

肌肉

肌肉紧张综合征牵扯的最主要的组织是肌肉，因此肌肉紧张综合征最原始的名字叫肌炎（myositis，在前文中提到过，myo代表"肌肉"）。

从身体构造上来看，唯一有可能发生肌肉紧张综合征的肌肉群是颈项的后面、整个后背和臀部，这些部位统一称为"姿势肌肉"。之所以将它们命名为"姿势肌肉"，是因为它们能保持头部、躯干的正确姿势，以及手臂的有效运用。

相对于四肢的肌肉，姿势肌肉拥有更高比例的"缓慢抽动"的肌纤维，使得姿势肌肉对耐力活动更有效，这也是为什么我们需要它们的原因。虽然，是否因为这个原因才使得肌肉紧张综合征受这群肌肉的限制我们还不清楚，但可以肯定的是，这群肌肉是经常参与到最重要工作中的肌肉群。臀部肌肉，在解剖学上被称为臀肌，它们的工作是保持躯干安放在四肢上，防止躯干前倒后仰。从统计学上来说，臀部背面底部区域是最常出现肌肉紧张综合征的地方。

在臀部的正上方是腰部肌肉（背部的一小片区域），经常包含在臀部肌肉中。通常，臀肌和腰肌是分开受到影响的。粗略的统计显示，三分之二的肌肉紧张综合征患者的疼痛主要发生在腰肌这一区域。

以疼痛的频率排序，排在第二位的是颈部和肩部的肌肉。疼痛经常发生在颈项的两侧和肩膀的上端——在斜方肌上部。

肌肉紧张综合征可以发生在背部的其他任何地方，从肩膀到背部下方，但都没有上述两个区域发生的频率高。

通常，一个病人会抱怨这些基本疼痛区域的某一个地方疼痛。举个例子，是左臀部或右肩疼痛，但身体检查会揭示一些其他非常有趣和重要的事情。实际上，对于每一个肌肉紧张综合征患者，医生会发现触诊（按压）时背部这三个区域的肌肉非常敏感：左右臀肌外侧部分（有时候是整个臀部）、腰部区域的肌肉和两块上斜方肌（肩膀）。这发现至关重要，因为这样一致的发现支持了我们的假设：疼痛症状起源于大脑，而不是脊椎的一些结构异常或者肌无能。

神经

在肌肉紧张综合征症状中牵涉到的第二种身体组织是神经，特别是末梢（外周）神经。正如预期的一样，越是位于上述与肌肉紧张综合征密切相关的肌肉群附近的神经越是经常受到影响。

深埋于臀部肌肉之中（一边一条）的坐骨神经；位于腰部的脊旁肌下面的腰脊神经；位于上斜方肌（肩膀）下面的颈脊神经和臂丛神经——这些是在肌肉紧张综合征病症中最经常受到影响的神经。

事实上，肌肉紧张综合征看起来更像是区域性的疾病，而不是只针对某一特殊结构。因此，一旦肌肉紧张综合征影响了某一特定领域，所有的组织都会受到缺氧的侵害以致患者会遭受肌肉和神经的双重疼痛。

一旦肌肉和（或）神经遭受到肌肉紧张综合征的影响，各种各样的疼痛就会接踵而至，有可能是刺痛、钝痛、隐痛、胀痛、爆炸性的疼痛或者沉重感。除了疼痛之外，神经同时可能会产生针扎、发麻、麻木以及手脚无力的感觉。在一些病人身上，会出现可测量的肌无力。肌无力可以通过肌电图研究

（EMG）来证实。EMG异常经常被用做结构性挤压导致神经损伤的证据，但实际上，在肌肉紧张综合征中，EMG的变化是很常见的，并且可以揭示不能用结构异常来解释的许多神经异常。

腰脊和坐骨神经系统是在腿部，因为这些神经会从腿部穿行。颈脊神经和臂丛神经系统穿行于上肢和手部。传统的医学诊断将腿部的疼痛归结于椎间盘突出，将上肢的疼痛归结于神经的挤压（详细信息见第五章）。

肌肉紧张综合征可能会牵扯颈部、肩部、背部和臀部的任何一条神经，有时还会产生非常规的疼痛。最让人恐怖的一种疼痛是胸腔疼痛。胸腔疼痛医生首先想到的是心脏是否出问题了，实际上，确定心脏有没有器质性病变一直以来也都是很重要的。做完了心脏检查，医生应该注意到背部上半部的脊神经可能会遭受由肌肉紧张综合征带来的中度缺氧，而这很有可能就是疼痛的原因。这些服务于背部的神经系统同样支撑着躯干前面，因此胸腔会疼痛。

记住：排除重大疾病还是要去正规医院咨询医生。这本书并不是帮助大家做自我诊断的。这本书主要目的是介绍一种临床病症：肌肉紧张综合征。

有人可能会通过患者的病史、医生的检查来怀疑神经系统卷入到肌肉紧张综合征中。坐骨神经痛会影响腿的任何部位，除了腿的上部，即大腿的前面。相当多的变化取决于有多少躯干神经受到氧气缺乏的影响。正如上面提到的那样，患者可能会抱怨除疼痛之外的其他奇怪感觉和虚弱。

在医学上，通过检查肌腱反射和肌肉力量来判断缺氧是否导致了严重的神经疼痛进而阻碍了运动冲动的传播。同样的，感觉测试（比如感到刺痛的能力）用来判断相关神经（卷入肌肉紧张综合征）的感觉纤维的功能是否完善。诊断感觉和运动损伤的过程最主要的优点是能够与病人一起讨论他们的感受和病症，这对于医生诊断和患者的诊治都是有好处的，同时，还可以让患者了解他们的无力感、麻木或无感觉对身体没有害处。这有利于患者恢复信心。

患者在做检查时一般都要测试垂直膝跳反射，测试结果可以用于多种疾病的判断，具体得出什么结论取决于医生。如果臀部疼痛得厉害，患者不能将伸直的腿抬得很高，而且会感到非常疼痛。这种疼痛可能是由肌肉损伤导致的，也有可能是坐骨神经的问题，或者两者都有问题。在大多数案例中，这样的信号并不意味着椎间盘突出压迫坐骨神经，但大多数患者都被如此误导了。

患者出现肩膀及手臂疼痛症状的时候，医生会在手臂和手部做同样的测试。

有时候，患者两边都会疼痛，这也没什么奇怪的。举个例子，人们经常说，除了右边臀部和腿疼痛之外，他们的颈部或者一只肩膀也有一些断断续续的疼痛。既然肌肉紧张综合征可能涉及任何一块姿势肌肉或者所有的姿势肌肉，那么这些就不难解释了。

肌腱和韧带

随着我第一本描述肌肉紧张综合征书籍的出版，我越来越意识到各种各样的肌肉韧带疼痛可能就是肌肉紧张综合征的一部分。人们在如前面提到的那样认识到"神经可能被牵连进肌肉紧张综合征"之前很多年，就注定了肌炎这个词很快会过时。现在，我开始认识到，依然有另外一种类型的组织可能会成为肌肉紧张综合征的一部分，随着时间的推移，这个结论越来越确定。

首次吸引我注意力的是来自治疗病人的报告：除了背部疼痛的消失，他们的肌腱疼痛（比如肘部发炎）同样能够消除。众所周知，肘部发炎是一种最常见的肌腱炎的一种。一般而言，这些疼痛大多是由于过量运动导致的肌腱发热。对此，常规治疗方法是运用抗燃烧药剂和限制运动。

已经提醒大家注意了，这些肌腱的疼痛有可能是肌肉紧张综合征的一部分。我开始建议患者：如果他们像理解背痛一样去理解肌腱和韧带的疼痛，那么腱炎可能也会消失。结果是令人鼓舞的，而且，随着时间的推移，我在诊疗上的信心也是与日俱增。肌腱和韧带的疼痛是肌肉紧张综合征的必须组成部分，在一些案例中还是主要表现症状。

很显然，肘部并不是肌腱和韧带疼痛最常发生的部位，以我的经验，膝盖才是最常发生的区域。膝盖疼痛的常见诊断病症是：软骨软化症、膝盖骨不稳定和膝盖骨外伤。然而，检查表明，膝关节周围的一条或若干肌腱和韧带很敏感，而且这些部位的疼痛会随着背部疼痛的消除而消失。

另一个经常发生的部位是足部和脚踝。足面和足底都会发生，或者是在跟腱。常见的足部诊断结果是神经瘤、骨刺、足底筋膜炎、扁平足和过量的身体运动带来的损伤。

肩部是肌肉紧张综合征所带来的肌腱和韧带疼痛出现的另外一个部位，通常的结构性诊断是：滑囊炎或者肩部回旋肌群疾病。同样的，通过触诊很容易发现，肩部有一块肌腱很敏感。腕关节的肌腱通常不包括在内，被我们熟知的腕管综合征也可能是肌肉紧张综合征的一部分，但是这必须通过进一步的观察和研究才能确定。

最近，我接触了一个病人，她是在一次小事故中出现了一个新的疼痛点。她说她的屁股靠近腰的部位疼痛，X光则显示臀关节有炎症，她感到疼痛的那一边的炎症更为严重一些。医生告诉她，正是臀关节炎导致了疼痛。由于过去证明她是一个肌肉紧张综合征的高易感人群，因此我建议她来做一个检查。X光显示：臀关节的关节炎相较于正常值有一个很小的变化，是她这个年龄的人群的正常现象。她的关节运动自如，而且承受重量或者移动腿部的时候并不感到疼痛。我要求她指出感到疼痛的确切地点，她确认出一个很小的区域，在那个区域，肌肉的肌腱与骨头相连，正好在臀关节上方，这个区域对压力很敏感。我认为她患上了肌肉紧张综合征所引起的的肌腱和韧带疼痛，并告诉她过几天就会好，不用担心。

臀部的肌腱和韧带疼痛大多是由于被称为大转子滑囊炎的病症导致的。在这个案例中，一般不会被诊断为大转子滑囊炎，因为大转子滑囊炎的疼痛地点位于转子（股骨上部粘连肌肉的转子）上方，并且在臀部的外侧，表皮上能够感觉到骨头突起。

肌肉紧张综合征可以在各种不同的部位显现，而且还经常转移，特别是患者采取措施去遏制这种疾病的时候，肌肉紧张综合征显现的地点就更容易变换。患者经常在旧的疼痛部位的疼痛有所缓解的时候，发现新的疼痛地点。这似乎是大脑的一种简便策略，用以抗议"在诊疗中将注意力从情绪领域抽离"。因此，让病人知道所有可能发生疼痛的地点尤为重要。我的病人都会按照要求定期打电话给我——当他们出现新的疼痛的时候，这样我们就能一起来判断这个新的疼痛是不是肌肉紧张综合征的一部分。

总之，肌肉紧张综合征牵扯到三种类型的组织：肌肉、神经以及肌腱——韧带。现在，就让我们一起来看看肌肉紧张综合征是如何显现自己的。

病人关于"疼痛发作的类型和原因"的观念

我发现，大多数人都错误地以为，自己一直以来都在遭受损伤、衰退（或老化）、先天性异常、肌肉力量或灵活性缺乏导致的后果的长期折磨。损伤的观念可能是最普遍的，它经常与痛苦开始时候的环境绑定在一起。

根据数年前我们做的一次调查发现，有代表性的患者组中40%的人称：疼痛的出现是与一些身体事故联系在一起的。对一些人而言，只是一些很小的身体事故，通常，都是背后受伤的类型。像在冰上或者下楼时跌倒；提起重物或者拉紧重物；当然，还有奔跑，打网球、高尔夫球或者篮球时发生的一些意外也经常被提及（抱怨）。这些事件之后几分钟到几小时或几天的时间，某处开始疼痛。结果，这样的情况就引发了关于疼痛性质的一些重要问题。被报告的身体事故中有一些是没有价值的，比如说弯腰拿起一把牙刷，或者扭转身体去打开柜橱，但是因此发生的疼痛可能与试图提起冰箱而引起疼痛的人遭受的疼痛一样剧烈。

我记得有一个年轻人，他正坐在自己的办公桌前写一些东西，背部下方突然发生了强烈而持久的痉挛，以致不得不用救护车将其送回家。接下来的48小时都是极度痛苦的，在没有引发新一轮的痉挛前，他是不能移动的。

如此巨大的疼痛是如何被各种各样的身体事故所引发的呢？考虑到身体事故的严重程度不同以及事件之后疼痛开始时间和部位的差异，得出的结论是这些身体事故并不是疼痛的原因，而仅仅是一个引发装置。很多病人显然不需要一个引发装置，疼痛也会慢慢地产生，可能早晨一觉醒来，身上某处就开始疼痛了。在上面提到的调查中，60%的调查对象都是这种情况。

目前，还没有办法很好地区分"逐渐产生的疼痛"和"在严重的或长期创伤之后戏剧性产生的疼痛"，这一事实巩固了身体事故是引发装置的观点。当你认真思考肌肉紧张综合征的特性时，所有的这一切都会很清楚明白。虽然病人感知到损伤，但事实上并未受到损伤，只是身体事件给了大脑开启肌肉紧张综合征攻击的机会。

还有一个原因可以用以怀疑损伤在这些背痛袭击中的作用。在这个星球上，经过几百万年的进化，生命本身已经是具有自愈和康复能力最为有力的系统之一。当我们的身体受到损伤时，它会快速治愈。即使是股骨——身体中最大的骨头——只要6周的时间就可以治愈，而且在治愈的过程中只会疼痛很短的一段时间。所以很难想象两个月之前发生的损伤至今仍在导致疼痛，更不要说是一年或者两年甚至十年以前的损伤了。但是人们却被十分彻底地灌输了损伤导致疼痛的观点，并且不加任何质疑地接受了这一观点。

这些患有逐步发作疼痛的病人总是将疼痛归结于几年前发生的身体事故，比如一次车祸或者滑雪事故。因为在他们的观念里，背部疼痛是"身体的"，身体是一种组织结构，发生疼痛一定是哪里受到损伤导致的，就他们而言，必须有一个身体上的原因。

这一思想是病人康复路途中的最大障碍之一。必须改变病人的这一观点，否则疼痛会一直持续下去。慢慢地，病人需要从心理的角度去思考。并且，实际上，一旦做出肌肉紧张综合征的诊断，通常都会让病人去回忆疼痛发生时所有发生在他们生活中的心理事件，比如正在开始一项新工作、结婚、家里有人生病、财政危机等；或者病人将会了解到一直以来他/她都是一个焦虑者，过分认真和有着超强的责任感，带有强迫性或者完美主义倾向。这种心理思考是理性的回归，这个过程从合理期待各种事物开始。在这个例子中，我们意识到身体疾病在人体生理学中起到了一种心理作用。但这一事实并不意味着判定一个人终身疼痛或对肌肉紧张综合征无能为力。

疼痛发作的特征

急性发作

肌肉紧张综合征最常见而且毋庸置疑也是最恐怖的显现是急性发作的疼痛。这种疼痛通常是从忧郁中产生的，而且这是一种极其痛苦的疼痛，就像上述案例中提及的年轻人经历的疼痛一样。这类疼痛最常发生的部位是背部下端，包括腰背部肌肉、臀部肌肉。至少可以这样说，任何移动都可能带来新一波可怕的疼痛，这种情况让人心烦意乱。很明显，相关的肌肉已经进入痉挛状态。痉挛是一种肌肉极度收缩（夹紧、绷紧）的状态，是一种可能让人极度疼痛的异常状态。大部分经历过腿部或足部痉挛（抽筋）的人都有这样的经验，除非拉直痉挛发生部位的肌肉，否则痉挛不会停止。但这种方法并不能使肌肉紧张综合征发作时的痉挛减弱。在肌肉紧张综合征发作时的痉挛开始减弱时，任何动作都会使痉挛重新开始。

正如将在第三章中描述的一样，我认为氧气缺乏是导致痉挛的主要原因，这一点和所有肌肉紧张综合征其他的疼痛特征一样。似乎一般的腿部痉挛（抽筋）也是由缺氧导致的，这就是为什么这种痉挛通常是人们躺在床上血液循环开始减慢的时候发生的，因为这个时候腿部肌肉中的氧气容易出现短暂、轻微的减少状态。伴随肌肉收缩，血液循环可以很快恢复到正常状态。然而，对于肌肉紧张综合征，血液循环会随着自主神经的活动和异常肌肉状态的持续而加剧减慢。

人们经常说，在疼痛发作的一瞬间他们听到了一种响声——开裂的声音、断裂的声音或者爆炸的声音。病人经常用"我的背断了"这样的语句来描述，他们确信什么东西已经破裂了。实际上，没有东西破裂，但是病人会信誓旦旦地认为有某种结构性的损伤发生了。声音是一个神秘事件，这种声音可能与脊柱运动引发的声音很像，脊椎骨的关节会发出类似于"按压弯曲的指关节发出的爆裂声"。但有一点是很清楚的，这个声响并不意味着任何伤害。

虽然背部下端是肌肉紧张综合征急性发作最常发生的部位，

但急性肌肉紧张综合征也可能发生在颈部、肩部、背部上端或者更下端的任何一个地方。据我所知，无论在哪里发生，都是临床疾病中最为疼痛的。非常讽刺的是，虽然是最为疼痛的，但却是完全无害的。

上肢在这些疾病侵袭时被扭曲也是常见的——先前弯，或者侧弯，或者向前侧弯曲。出现这种情况的确切原因和发生机制还不清楚。自然，这是非常令人烦恼的，但没有特殊意义。

肌肉紧张综合征急性发作的时间长短不定，而且总是让人恐惧和担心。常见的感受是，某种可怕的事情发生了，而重要的是必须非常小心不去做任何事情以防伤害到背部或者带来其他的问题。

如果背部下端的疼痛伴随着腿部或者坐骨神经疼痛的话，会引起更大的关注和担心，因为这增加了椎间盘突出的凶兆和需要做外科手术的可能性。在这个媒介主控的时代，大家都知道椎间盘突出意味着什么——这样的想法引发了强烈的焦虑，导致疼痛加剧。如果腿部或足部感到麻木、刺痛或者无力，因为萌发的恐惧，所有有较长疼痛潜伏期的疾病都可能伴随肌肉紧张综合征发生。正如后面章节中将会讨论的那样，椎间盘突出很少成为疼痛的原因。

并没有一个好方法能够加速这样一个时期的结束。如果一个人很幸运地知道正在发生什么，身上发生的现象仅仅是肌肉痉挛，并没有任何结构性的异常，疾病的侵袭将会很快结束。

但是这样的事情很少发生,大多数人并不能了解这些,他们固执地以为自己身上一定有什么损伤发生,而且会严重影响身体健康。我建议我的病人安静地躺在床上,不要苦恼发生了什么,这样的做法可能是最好的止疼药。接下来,会建议测试他们走来走去的能力,并且不期望他们几天或者几周就能稳定下来。病人一旦战胜了恐惧和担心,疾病持续的时间就会相当短。

疼痛的慢性发作

肌肉紧张综合征案例中,一半疼痛是慢慢开始的,并不是戏剧性的发作。在一些案例中,患者没有可以导致疼痛的身体事故。在另外一些案例中,的确是有一些身体事故发生,但疼痛发生在几个小时、几天甚至几周之后。这种情形在身体遭受反方向猛扭事故之后非常常见。一辆汽车被撞击了,你的头部猛地向后甩去,检查和X光的结果发现没有断裂和脱臼,但是一段时间之后疼痛开始了,通常是颈部和肩部,偶尔会在背部中间或下端,手臂和手部也可能疼痛。这就像坐骨神经疼痛一样,是由大量的焦虑唤醒的。有时候,疼痛开始于颈部和肩部,然后向下转移至背部的其他地方。如果人们知道这就是肌肉紧张综合征,这个过程相对就会短暂一些。如果被诊断为结构性损伤,即使损伤治愈了,这种症状依然可能持续好几个月。

疼痛发作的时间

疼痛的急性发作或者慢性发作，为什么会有其各自的发作时间呢？记住，身体事故，无论多么戏剧化，都只是一个扳机（疼痛引发装置），一定能在患者的心理状态中寻找到真正的病因。有时候，病因是非常显而易见的，比如财务或者健康危机，或者一些大家通常认为该是开心的事情，比如结婚或者生孩子。我接触过很多高竞争性的人，他们的疼痛是由体育竞赛（比如一场网球比赛）的压力导致的。一般而言，他们都认为他们在比赛中让自己"受伤"了。当他们认识到自己患了肌肉紧张综合征时，他们承认当初面对比赛时有多么的焦虑。

并不是比赛本身而是比赛所引发的焦虑或者愤怒的程度决定了个体是否会有身体反应。**重要的是，情绪产生了自然也会退去，因为我们有一个倾向于宣泄不愉快、痛苦或者尴尬等消极情绪的内在机制。**这些退去的情绪正是肌肉紧张综合征或如肌肉紧张综合征这样疾病的刺激源。焦虑和愤怒是那些不受欢迎的情绪中的两种，我们宁愿不要感觉到这两种情绪，正因为如此，我们的头脑尽可能地将它们保存在潜意识的最底层。所有的这些，都会在第二章中详细讨论。

可能人们会说："当疼痛发生的时候，我的生活中绝对没有什么事情发生。"但是当我们讨论日常生活的琐事和磨难的时候，有一点很清楚——这个人在所有的时间里一直都在产生焦虑。我认为焦虑一直在逐渐累加，直到一个临界值，到达这个临界值之后，疼痛的症状就开始了。一旦对他们指出这一点，这些病人难以接受他们自己是完美主义或者是高应激的人，在面对日常生活的压力时，他们的潜意识会产生大量的愤怒和焦虑。

延迟的发作反应

我们经常看到的还有另外一种有趣的情形。在这种情形下，病人经历了一个高压力的阶段，这个阶段可能持续了几周或者几个月，比如家里有人生病了或者财务危机。当他们经历这段困难时期时，他们身体是好好的，没有任何不适，但这个困难时期结束之后一到两周，他们开始遭受背痛的侵袭，或者是急性发作，或者是慢性发作。看起来，似乎是人们积极应对这种高压力的局面，并且尽他们所能处理这一难题，但是一旦事情结束，累积起来的焦虑就会将他们淹没，因此疼痛开始了。

另外一种可能的情况是，在危机发生期间，他们根本没有时间生病，他们所有的情绪能量都用以处理和应对困难了。

第三种可能是危机或者压力情境提供了足够的痛苦情绪并让人们的注意力集中在解决危机上，使得他们根本没有心思顾及身体的疼痛。疼痛症状似乎具有将人们的注意力从逐渐消失的不受欢迎的情绪（如焦虑和愤怒）中转移的功能。当人们刚从危机中走出来时，依然有很多的消极情绪在持续，而此时已经没有事情让人们分心了，所以人们就感受到了疼痛。

不管心理学上怎么解释，心理因素仍应该被认定为背部疼痛的主要刺激源。这是一种常见的情形，认识到这种情形是非常重要的。只有这样，背部疼痛才不会被归结于某种身体疾病。

周末–假期综合征

产生焦虑的时间主要取决于我们的人格特质。经常有人反映说他们常常在假期受到疼痛的侵袭，或者已经患上疼痛的人会在周末疼痛加剧。原因是显而易见的，一旦离开自己的工作和生意，他们就开始担心。这有点像延迟发作疼痛的肌肉紧张综合征现象，只要他们在工作，就会"燃烧"掉焦虑，一旦他们停下工作，开始休息（身心开始放松），焦虑就开始累积了。

说到休息，会让人想起在身体不适的时候，经常听到的建议就是"放轻松"，休息仿佛是人们能够自动做的事情。我们的生活中也有大量的技术用以帮助人们放松，像药物、冥想和生物反馈技术，还有一些其他方法。然而，除非放松的过程成功地减少了压抑的焦虑和愤怒，否则无论你多么想放松，结果都可能会出现诸如肌肉紧张综合征的疾病或者紧张性头痛。有些人不知道该怎样将他们日常关心的琐事抛诸脑后，将注意力转移到开心的事情上。我记得一个病人说过，她的疼痛总是在她给自己倒杯酒坐下来放松的时候开始。

最近我遇到了一个年轻人，他就是一个非常典型的假期综合征的例子。他说已经处在高压下很长一段时间了,但是没有任何背部疼痛。直到度蜜月的时候,一天晚上,他从"噩梦"中惊醒,紧接着背部发生了严重的痉挛。他说:"我的背部完全失去了知觉。"看起来,这可能是长期压力和新婚紧张导致的。但他是一个能够完全意识到这些压力和紧张的人,因此,我倾向于将这种症状与他的工作联系起来。

当我在三个月后见到他时,他依然有一些症状存在。毫无疑问,这是由于MRI表明他的尾椎骨患了腰间盘突出,而且已经讨论过了外科手术的可行性(MRI,也就是磁共振成像,英文全称是:Magnetic Resonance Imaging,是一种先进的诊断仪器,能够生成身体软组织的图像,用以检查是否出现了肿瘤或者椎间盘突出)。

然后,他阅读我的关于肌肉紧张综合征的书籍,认为自己与书中描述的典型的肌肉紧张综合征病人一样,因此来我这里就诊。检查的结果的确是肌肉紧张综合征。事实上,检查表明他的症状并不是由于腰间盘突出引起的,因为他的腿部有两块肌肉出现无力的状况,而腰间盘突出并不会导致这两块肌肉出现症状。只有牵扯到了坐骨神经——这在肌肉紧张综合征是很典型的情况——才可能产生神经学上的影响。无论如何,令他高兴的是,当他认识到肌肉紧张综合征是他背部疼痛的基本原因时,很快就康复了。

另外一种解释是,人们很难承认在日常生活中有很多种原因会导致焦虑和愤怒，比如一段失败的婚姻、孩子的问题、需要照顾年老的父母等。我们见过大量这样的例子。因为在情感或经济上对丈夫的依赖，不能独立也不能爆发而陷入失败婚姻的女人们；以及能很好处理自己生活中的各项事宜，只是无法处理与配偶或者孩子之间困难的人们，都是这样的例子。

节假日综合征

经常听说或者看到，假期也可能是充满压力的。对于一些人而言，本该放松和快乐的假期也有可能变得不愉快。我曾经听许多病人说肌肉紧张综合征发作于重大节假日之前、之中和之后而深深地感到震撼。

原因很明显：重大节假日通常意味着很多工作，尤其对于女性而言，在我们的文化里，她们负责组织和开展节日庆典活动。与此同时，社会要求她们要很开心、面带微笑地完成这些工作。通常，女性完全没有意识到她们已经产生了大量的愤恨，所以疼痛的发作总是出乎她们的意料。

肌肉紧张综合征的历史

肌肉紧张综合征的常见模式是什么？如果一个人长期受到这种疾病的困扰，随着时间的推移会发生什么呢？

条件作用

理解这个问题的关键在于掌握一个被称为"条件反射"的非常重要的现象的知识。有一个更现代的词也是用于描述这一现象的，叫"程序化"。所有的动物，包括人类，都是有条件反射的。这一现象因为俄国心理学家巴甫洛夫的实验而著名，是他首先发现了条件反射现象。他的实验证明，动物可以在反复出现的条件刺激物与动物的本能反应之间建立联结。他的研究是以狗的进食作为实验主题的，狗见到食物就会分泌唾液，这是一种本能的身体反应。在他的研究中，每次给一组狗喂食时都会摇铃铛，响铃之后再给食物；这样的行为重复若干次之后，他发现只摇铃，不给食物，狗也一样会分泌唾液。这些狗在响铃和身体反应之间建立了条件反射。

条件反射或者程序化建立的过程，似乎在决定一个肌肉紧张综合征患者什么时候会疼痛。例如，背部下端疼痛的人们常抱怨说总是在坐着的时候疼痛。

只有当两件事情同时发生时条件反射才会产生，因此很容易想象在肌肉紧张综合征发生过程的早些时候，某一点恰巧是后来坐下来就会疼痛的那一点。大脑将"坐"和疼痛的出现联系在一起，以致这个患者每次坐下的时候都会预期疼痛产生。换句话说，疼痛之所以产生是因为这个患者的潜意识里将疼痛和"坐"这个动作联系在一起，并不是坐导致了背部疼痛。这是条件反射建立的一种可能途径。既然对背部下端疼痛的病人来说"坐"是这么大的一个问题，那么一定有一些其他的方面我没有意识到。汽车的座椅有一个坏名声，因此当一个人坐进汽车的时候就容易想到疼痛。人们经常陷入程序化的疼痛，是因为有些事情他们曾经听从业医生说过，或者被明确告知过。

"不要弯腰"意味着随后他们弯腰的时候就会产生疼痛是一件确定的事情，虽然之前弯腰从来没有带来过疼痛。有人说"坐"这个动作会压迫脊椎尾端，因此，必然地，当你坐下的时候就会受到伤害。站在一个位置，举起物体，搬运物体——所有的这些都有一个坏名声，并且很快就会作用到病人的发病模式中去。

很多病人说散步能够减轻疼痛，另外一些病人说恰恰是散步带来了疼痛。有些病人晚上疼痛得厉害，无法入睡。一位男性整天全负荷地做大量的重物抬举工作，从未发生过刺痛，但每天晚上凌晨3点他都会疼醒，并且疼痛非常严重，一直持续到他起床。显然，这也是一个条件化了的身体反应。

另外一些人说，他们休息得很好，但是起床之后，很快疼痛就会发生。这些病人的疼痛会随着时间的推移而加重。

基于病史和身体检查，所有这些病人都患有肌肉紧张综合征，但都程序化地相信他们的疼痛是由其他什么事情引起的。这些病人在完成我的治疗方案（针对肌肉紧张综合征的）几周之后，症状就会消失，这一事实对于这些反应是条件化的观点提供了有力的支持。如果这些疼痛是结构性损伤导致的话，在接受我的治疗（主要由研讨组成）之后，它们也不会消失。这就是在收到很好疗效的病人身上发生的实际效果。

人们不能因为条件作用能够解释很多不能够理解的身体反应，就过分强调条件作用在肌肉紧张综合征中的重要性。如果某人说"我能提起很轻的重量，但是超过五磅就会导致疼痛"，那疼痛肯定不是基于结构性损伤的。或者这个例子也一样，一个女性可以弯下腰，让自己的手掌触摸到地板，而且不感到疼痛，但是她却告诉我穿鞋的时候经常感到疼痛。

这些条件反射很多来源于人们背部疼痛时产生的恐惧，特别是背部底端的疼痛。他们被告知或者他们曾经阅读到背部是脆弱、敏感和易受伤害的地方，因此，如果他们试图去做一些有利的事情，像慢跑、游泳或者给地板吸尘，他们的背部便开始受到伤害了。他们学会了将活动和疼痛联结起来，他们期待疼痛的产生，于是疼痛就真的产生了。这就是条件作用。

特定的姿势或者活动会带来疼痛，这件事情本身并不重要。重要的是要认识到它已经被程序化为肌肉紧张综合征的一部分，因此它更具有心理学的意味而不是身体上的。

肌肉紧张综合征的常见模式

前面描述的周期性的急性发作是肌肉紧张综合征最常见的模式。这些可能持续几天、几周甚至几个月，大多数急性发作的疼痛都会降到正常水平。传统的治疗方法是卧床休息、止痛药和抗生素类的药物口服或者注射。如果病人住院治疗，一般都会做骨骼或肌肉的牵引治疗——它的目的是让病人不动。不要牵拉脊椎骨，因为这在承重的情况下无法做到。我不会指导我的病人做些什么去缓解急性肌肉紧张综合征，因为这个程序的目的就是让患者明白侵袭没有发生，所以不需要做什么事情防止侵袭发生。然后，我有时会被要求给一些急性患者提供一些建议。这个时候，跟前面提到的一样，问题的核心在于说明这些症状是无害的，会自行消失，需要做的就是等待。我会为病人开强效止疼药，但不开抗炎药。既然根本没有炎症存在，也就没有必要开抗生素类的药物了。

与这些疾病侵袭的常见经验相反的是，大多数病人如果不找任何人诊治的话，他们会好得更快一些。然而，这种行为是不理智的，因为每时每刻都有一些重要的心理因素在起作用，所以应该请专业医生做一下检查。假设的确不严重，常见的诊断就是脊椎结构性异常。一种可怕的诊断（视乳头变性疾病、腰间盘突出、关节炎、椎管狭窄、脊柱小关节综合征）加上对于将要发生事情的恐怖警告——诸如如果病人在卧床休息、慢跑、使用吸尘器、玩保龄球或者打网球的时候没有保护好神经就会怎么怎么样，这二者是一种"完美"的结合，会提升和延长疼痛。

但是，人们的精神无论如何是不可战胜的。最终，所有的疼痛症状都退去了，剩下的就是有些人身体实际上已经免于疼痛了，但是心理上却留下了永久的恐惧。除了非常勇敢的少数人，大多数患过此类疾病的人再也不敢放心大胆地去做一些需要用力的身体运动。他们对这样的经历或者所有与此相关的事情变得敏感了，并且他们认为自己的身体在一定程度上被永久地改变了。他们害怕再次发生同样的症状，可最终还是会发生。可能是6个月或者1年以后，预言实现，可怕的事情再次发生了。跟以前一样，患者通常将发病原因归结于一些身体事故。这次是和背部疼痛一样的腿部疼痛，MRI和CT扫描发现是腰间盘突出，并且，医生与患者还谈到了外科手术（CT，全称：Computed Tomography，是一种功能齐全的病情探测仪器，它是电子计算机X射线断层扫描技术的简称，和MRI一样可以提供骨头和软组织的信息）。这种持续增加的焦虑可能会让疼痛变得更加严重。

周期性急性发作的模式是很常见的。随着时间的推移，疼痛会越来越频繁地发作，而且会一次比一次严重，一次比一次持续的时间长。并且，每发作一次，恐惧就会增加一些，患者在日常生活中的身体动作也会变得更加小心翼翼，甚至尽量不动。随着时间的流逝，有些病人真的就变残废了。

在我看来，对身体的限制和对身体运动的恐惧是这些疼痛症状最糟糕的方面。 虽然疼痛来了就会消失，但它们真实存在过。它们对生活的所有方面都有巨大影响：工作、家庭、娱乐和休闲。实际上，据我所知，肌肉紧张综合征患者在日常生活中比双腿瘫痪的病人更加无能为力。很多双腿瘫痪的病人每天自己去工作、养家，在各方面都过着正常生活，只是坐在轮椅上而已。而严重的肌肉紧张综合征病人由于疼痛，大多数时间必须卧床休息。

最终，大多数疼痛周期性发作的人们会出现一种慢性疼痛模式。他们开始时感觉到一些疼痛，通常是轻微的，但是会随着他们已经适应了的各种活动和姿势加重。"我只能左侧卧，不能压着右边的身子"，"侧卧的时候，我必须总是放一个枕头在我的两个膝盖之间"，"不带着我的座垫，我哪里也不去"，"我的紧身衣（或者颈托）绝对是必备的，这些能让我远离疼痛"，"我坐着超过5分钟就会感到特别疼痛"，"我唯一能坐的椅子是硬板椅，并且要有垂直椅靠"，等等，不一而足。

并且，对于一些人而言，疼痛是他们日常生活的主要关注点。经常听到人们说及他们早晨醒来意识到的第一件事情是疼痛，晚上睡去之前想的最后一件事情也是疼痛。疼痛时刻困扰着他们。

肌肉紧张综合征的表征差异很大。一些病人一直都有轻微的疼痛，但身体运动限制的程度有很大不同。另外一些人偶尔受到疼痛侵袭，但基本的正常生活则在轻微疼痛和没有限制之间。

我在前面章节中所描述的背部下端或者腿部疼痛是肌肉紧张综合征最常见的表征，也是最戏剧化的。然而，一些非常严重的颈部、肩部和手臂的流行病也是非常急性的——同样是身体运动受到限制。这里就有一个典型的例子。

病人是一个中年男子，患有颈部和肩部周期性疼痛，并且手部会感到疼痛、麻木或者刺痛。他来见我时，这些症状已经有三年时间了。他来我这里就诊之前，有一段小插曲：大概八个月前，他的右手臂开始疼痛。他去看了两位神经科医生，进行了各种精密的检查，并且被告知他的疼痛是由颈部"间盘"问题导致的。他们就是否立即进行外科手术进行了讨论。医生警告他，如果不进行手术的话有可能瘫痪。毫不惊奇的是，疼痛从他的手臂蔓延到颈部和背部，他已经不能滑雪或者打网球了——这是他最爱的两项运动。他吓坏了。

我的检查结果显示他患了肌肉紧张综合征，并没有神经异常。幸运的是，第三个神经科医生判定说他的疼痛并没有结构性基础，因此他很容易就接受了自己是肌肉紧张综合征的诊断。他完成了整个肌肉紧张综合征治疗流程，几周之后疼痛就消失了，而且可以重新进行他平时喜欢的体育运动。目前为止，他的疼痛没有复发。

有时候，肩膀和膝盖也是症结所在。对于任何运动员或身体运动者而言，膝盖疼痛是让人虚弱的事情。我曾经有一段故事，可以见证一个事实：这样的症状可能是可怕的、持续的和有限制性的。手臂、腿部的任何肌腱、韧带和颈部、肩部、背部、臀部任何一块肌肉以及神经都可能被牵扯在肌肉紧张综合征中。

对于每一个病人来说，我们必须鉴别哪些结构卷入到了肌肉紧张综合征中，但是这对下结论却是最次要的。病人的每一个遭遇都是人生的一次旅行。在我们确定了哪些身体部位会卷入之后，这部分信息必须撇开，因为我们并不是直接治疗肌肉、神经和韧带。我们必须找出这个病人情感生活中的哪些事情在产生这些症状的过程中发挥了作用。

浮现在我脑海里的是一个男人的案例。这个男人发现自己的财务状况非常好，可以较早从生意中退休了，那之后不久，他就出现了疼痛症状，因此来我这里就诊。当谈论他的疼痛症状时，我明显地发现，自从退休以后，他开始全神贯注于许多家庭问题。家里相继有些人去世了，他担心他丢开的生意的发展（他退休之后由亲属掌管），他开始问自己：我的人生是否就止于退休的时刻了？并且，他第一次思考年老和死亡的问题。对这些问题的关注，有意识和无意识的思考，制造了充足的焦虑（和愤怒），最终促成了肌肉紧张综合征。常规医学会将他的疼痛归结于脊椎老化，并且医院也为他做了相应的治疗，自然，并没有治好他的疼痛。他患的是肌肉紧张综合征，他的症结不在于脊椎，而是存在于他的生活之中。

综上所述，肌肉紧张综合征可能牵扯到姿势肌肉以及这些肌肉之中或者周围的神经，还有手臂和腿上的各种肌腱和韧带。被牵扯到的这些区域的疼痛，可能是刺痛的感觉和无力感同时存在，或者二者中的一种。症状有很多不同的模式和发作部位，并且在程度上有相当大的变化，从轻微的烦扰到几乎完全的残废都有可能。

疼痛、麻木、麻刺感和无力的症状都是大脑制造出来，用以提醒身体运用上的错误。无论是从业医生还是门外汉，大多数人都认为"身体错误"意味着单独的伤害、虚弱、无力或衰退，或者是这些症状的组合。这种观点的补充就是：疼痛的开始经常与一些身体运动联系在一起，越有力的运动越容易与疼痛联系起来。病人忍不住下结论说，有什么地方受伤了或者错位了，"我的背断了"就是对这一情况的常见表述。而恐惧的则是简单的、常见的事情，比如坐下、站在一个地方、弯腰或者提举。

恐惧、生活方式的选择和日常活动导致某些人异常关注身体。在后续的章节中我们会看到，这就是肌肉紧张综合征的目的——创建一种分心物从而避免不受欢迎的情绪。这看起来是一个沉重的代价，但是我们并不真正了解大脑的内在工作机制，我们只能猜测这是大脑对恐惧和疼痛感受的深层对抗。

第二章

我们的背痛，我们的心情

被压抑的情绪越痛苦，背痛的症状就会越严重。只有有机会表达占据了一个人的无意识多年的、恐怖的、压抑的情绪时，疼痛才会消失。

> 疼痛更多地是由心理因素引起的，
> 而不是身体结构的异常或者肌肉缺陷。

颈部、肩部和背部的疼痛症状不是通过机械疗法能够治好的机械问题。它们跟人们的情感、人格和生活的变迁兴衰有关系。如果这些表述是正确的，那么传统医学对这些症状的处理就是一种医学谬误。传统医疗诊断聚焦于身体这台机器，而真正的问题似乎与让这台机器工作的大脑有关。身体疼痛是肌肉紧张综合征的显著特征，但是真正的不适更多是由心理因素引起的，而不是身体结构的异常或者肌肉缺陷。这是极为重要的一点，接下来的章节中，我们会分门别类地来介绍这些心理因素是如何工作的。但首先，有一些概念必须要澄清。

紧张

"紧张"是一个被广泛使用的词汇，不同的人会对不同的事物感到紧张。在我的工作和这本书中，我们探讨的疾病叫做肌肉紧张综合征。这里的紧张是指在潜意识里产生的情绪，在很大程度上，这种情绪依然保留在潜意识中，是我们心理的不同部分之间以及心理与外在世界的复杂的交互作用的结果。这些情绪很多是不受欢迎的、痛苦的或者是尴尬的，在一定程度上不被我们和（或者）社会所接受，所以我们压抑它们。此种类型的情绪有焦虑、愤怒、低自尊（感到自卑）。它们受到抑制是因为头脑不希望我们去经历它们，也不希望它们被外在的世界看到。这就像一种意识选择，我们大多数人会选择处理消极情绪，但以目前人类大脑的机制，这些消极情绪一出现就立即被大脑自动抑制住了，没有任何其他选择。

综上所述，本文中的"紧张"是指受到压抑的、不受欢迎的情绪。

压力

"压力"经常和"紧张"混淆，并且似乎可以代表情绪上的一切消极事物。我喜欢用它代表任何一种我们可能感受到的身体或者情绪上的压力。极度的高温或者寒冷属于身体压力源，一项费力的工作或者家庭问题属于情感压力源。包含肌肉紧张综合征在内的压力会导致被压抑的情绪反应。

汉斯·塞叶博士的工作以首次关注压力如何影响身体而成名，他的研究和著作非常多，并被看作20世纪医学发展的主要成就之一。塞叶博士对生理压力的概念界定是："身体对任何施加于身体的命令的非特定性反应。"

对于个体而言，压力可能是内在的，也可能是外在的。外在压力的例子有工作、财务问题、生病、换工作、搬家、养育孩子或者照料父母。然而，内在压力源在紧张的产生中显得更加重要。这跟个体的性格有关，像认真负责、完美主义、追求卓越，等等。人们经常说他们有一份压力特别大的工作，所以倍感紧张。但是，如果他们不执著于做好工作，不尽力去成功和出类拔萃，他们就不会产生压力。这样的人通常都是高竞争性和决心在团队中领先的。典型的特点就是，相比较对待周围的人，他们对自己更加苛刻一些。

一个具有类似人格特性的家庭主妇或妈妈会用与工作领域中的人们相同的方式让自己感到压力，但是她关注的焦点是家庭。她担心她的孩子、丈夫和父母。她希望让每个人过得最好，并会为此竭尽所能。她也可能告诉你，对她来说，每个人都喜欢她是非常重要的，如果她感觉到有人对她不满意的话她会非常烦躁（当然，这种寻求他人满意的强迫性需求，并不仅限于女性。最近，一个中年男人在我的办公室里表达了同样的观点）。

压力是位于人们称之为情绪结构的内核之外的，是由心理负担和日常生活的限制以及更为重要的个人人格特征的方面组成的。压力导致紧张（压抑的、不受欢迎的情绪）。现在，让我们近距离审视一下人格。

意识

你能够意识到的人格部分存在于你的意识之中,是你能够感受到的情绪范围。你感到悲伤、快乐、兴奋、沮丧;你也知道自己是认真负责的,工作很努力,是一个容易发愁的人,也许有点强迫症和完美主义;你可能认识到你经常急躁、发脾气或者你意识到需要坚持自己的意见。男性可能对男性优势很有感触,并且强烈地意识到这一点,深深的以此为豪。这些组成了你的意识,并且似乎决定着我们在生活中做些什么,以及我们怎样对待自己。但事实是这样吗?通常,这些外在特征反映了我们可能完全没有意识到的内在动机,因此,在那么一个时刻我们应该做的,是去看一看我们的潜意识。

很多肌肉紧张综合征患者都意识到存在于意识层面的人格特征。自从梅耶·弗里德曼(Meyer Friedman)博士和芮·罗森曼(Ray Rosenman)博士在他们出版的书籍《A型行为和心脏》(纽约:诺普夫出版社,1974年)中描述A型人容易患冠状动脉疾病之后,人们经常提及自己是A型人格。他们在书中描述了一个动机很强,极度沉迷工作的人。这样的人声称一天工作十八个小时,而且从来不感到疲惫。

这并不是肌肉紧张综合征患者的特征。虽然工作努力,但也能意识到人的局限性,并且肯定也能意识到人是有情感的个体。在我的印象中，真正A型人格的人根本不会富有情感地对待自己。他（或她）倾向于否定自己的情绪和感受，即使这些情绪和感受传达了虚弱的信号。据观察，肌肉紧张综合征患者和A型人格的人一个重要区别是：肌肉紧张综合征病人很少会有冠状动脉疾病史或者后来患上这一疾病的。当然，肌肉紧张综合征病人中也有极少数人会患上冠状动脉疾病，但远少于跟肌肉紧张综合征有关的其他疾病，诸如胃病、结肠炎、花粉症、紧张性头痛、偏头痛、痤疮、荨麻疹和许多与紧张有关的疾病。这些疾病更可能与肌肉紧张综合征对应起来，而且，相较于和A型人格有关的疾病而言，这些疾病反应了一个较低水平的强迫症状。

我们意识到的人格特征只能代表我们情绪中被唤醒的一部分，相对于一些无意识，这些人格特征并不那么重要。

潜意识

"无意识"一词有一个不幸的其他用途，就是表示处于深度睡眠或头部受到损伤与外界失去联系的状态。然而，作为一个明确的心理学概念，无意识通常是指我们应该意识到但却未意识到的那部分情绪活动，因此，当讨论情绪时会用到这个词汇。但我们谈论情感之外的其他一些意识水平以下的事物时，可能更习惯使用"潜意识"一词。

无意识是处于意识层面以下的隐藏和神秘的范畴，在那里储存着人们所有的感受，不是所有的都是合理的、美好的，其中有些情绪甚至是非常可怕的。这可以从梦想存在于我们的无意识中这类事情上获得一点启示。有人说，每天晚上，当我们睡着的时候，所有的人都进入一种安静和安全的精神疯狂状态，因为残留的孩子气的、原始的、野蛮的行为，作为人类完整情绪的一部分，可以不受清醒意识的监管自由地表达它们自己。无意识是我们所有情绪感受的仓库，不管社会或者个人是否允许，各类情绪和感受都储存在这里。了解无意识是非常重要的，因为无意识这个层面到底发生了什么，可能直接影响到驱使我们清醒的时候做出各种行为的人格特质，并且无意识是肌肉紧张综合征和其他诸如此类疾病的原发地。

一个有趣的事实是：绝大多数的情绪和心理活动发生在意识层面以下。人类的意识就像一座冰山，我们能够感受到的部分意识，只不过是冰山一角。所有复杂的进程都是在潜意识层面运作的，这些进程使得我们能够书写、进行口头交流、思考、推理和记忆。简而言之，这些进程使得我们能够做大多数人称之为人的事情——对我们看到的事物形成感觉的能力，识别面孔和其他很多心理活动。我们想当然地认为，这些是我们没有意识到的大脑活动的结果。

大多数的情绪反应很可能都发生在无意识的层面。很多感受保留在那里是因为这些感受是不受欢迎、被压抑的，而这些被压抑的感受就成了肌肉紧张综合征形成的原因——这种疾病开始于无意识，也终结于无意识。

顺便提一句，正如弗洛伊德很多年前做的一样，我们要在非意识的心理条目之间做一个区分：一部分是无意识中可以通过努力带入意识的事情，比如我们记忆中的一些事情，弗洛伊德称之为前意识；另一部分则是无意识中无法提取、获得和唤醒的事情。

为了更好地理解为什么会患上肌肉紧张综合征，以及肌肉紧张综合征是如何发生的，了解这些无意识的情绪加工过程是非常必要的。

低自尊

我相当震惊地发现，对于人们来说，内心感到深深的自卑是如此的常见。这里有文化的原因，反应了当我们是个孩子的时候是如何被对待的，这样的低自尊就是如此发展起来的。毫无疑问，有一天，这会成为一个集中研究的主题。自卑的感受是深埋在内心，被隐藏起来的，但会通过我们的行为揭示出来。我们通常过度补偿消极感受，因此，如果我们感到某方面薄弱，就会用行动去加强。多年前，一个自称"硬汉"的年轻人来我这里接受极度的背痛治疗时，对这一问题有一个完美的阐释。这个家伙说他经常吹嘘自己在徒手搏击、处理财务问题和与女人相处时是如何勇猛。在我的办公室，他因为对自己的背痛束手无策而痛哭流涕。从感情上来说，他想向自己和周围的人证明他是一个多么坚强的小男孩。

对我们大多数人而言，对于"做得好、成功和取得成就"的强迫性需求恰恰是深层自卑的一个反应。无论这种需求来自哪里，成功和成为理想角色的需求，诸如成为最好的父母、学生或者员工，在肌肉紧张综合征病人中是非常常见的。

一个典型案例是，有这样一个病人，他通过强迫性的努力工作建立了非常成功的事业，并且在他的大家族中成为族长和捐助者。他在享受这个角色的同时也担当着巨大的责任。背部下端的疼痛贯穿于他的整个成年生活，尝试了所有的治疗都没有解决。当我见到他时，疼痛的模式已经根深蒂固了，成为他日常生活的一部分。他理解紧张产生疼痛的观点，但不能清除生活模式。像他这一类的病人通常会被要求采用心理疗法，但他觉得自己太老了，不适合做心理治疗。从治疗中获得的根本好处是他了解到他的背部没有任何结构性损伤或病变，从而使他消除恐惧和疑虑，恢复信心。

另外一个病人是一个二十几岁的年轻小伙子，正当他快要打开家庭生意的新分支时，他的第一个孩子诞生了。这些不得不承担的新责任让这个非常认真负责的年轻人产生了严重的背部下端疼痛，最终导致肌肉紧张综合征。当他意识到导致他背部疼痛的原因是内在紧张时，疼痛很快就消失了。在后续的章节中我们还会看到，意识到自己疼痛的原因是从肌肉紧张综合征中康复的关键。

上述案例中的两个人有一个共同点：有很强的责任心和在事业、家庭两方面都有着获得成功的强烈内在动力。这样的人不需要外在督促，他们是自我驱动者，习惯自我约束，对自己要求严苛。

得肌肉紧张综合征的人一般具有强烈的求胜心，十分向往成功并且通常都会很成功。在我们的文化中，成功通常要求具备有效竞争的能力，他们也的确是这么做的。他们习惯将大量的压力加诸在自己身上，而且经常感到自己做得不够。

有时候，完美主义者用一种不寻常的方式展示自己。我记得诊疗过一个在农场长大的年轻人。当读我的第一本书时，他没有意识到自己是一个完美主义者，但堆干草的时候他有强烈的冲动要将成捆的干草码放得非常整齐，直到这时，他才认识到自己是一个完美主义者。

你冥思苦想，试图弄清楚为什么工作努力、认真负责、强迫和完美主义会导致肌肉紧张综合征呢？你的这个思路是对的。很显然，这些人格特质和疼痛症状之间存在一种关系，为了理清这二者的关系，我们必须对焦虑和愤怒情绪有所了解。

焦虑和愤怒

由于没有接受过心理学或者精神病学的专业训练，我运用的概念和对心理、生理过程中发生了什么的解释，可能让心理学和精神病学专业人士听起来有点幼稚。然而，这是一本面向普通大众的书，书中没有专业术语和复杂的概念会更受欢迎。尽管我缺乏这些领域的专业训练，但我所观察到的疼痛症状的特性及其病因是应该引起心理学专业重视的。疼痛症状和心理之间有很强和很重要的联系，令人遗憾的是，当代医药科学（少数医学专家除外）不希望去探索。不愿意探索的原因会在第七章"心理和身体"部分进行讨论。我的诊断和治疗肌肉紧张综合征的经验会为在那个情绪和身体联结的神秘领域正在发生着什么提供一些线索。

愤怒和焦虑之所以放在一起讨论是因为我认为它们是紧密联系在一起的，是隐藏在肌肉紧张综合征和诸如此类的疾病之后的被压抑的基本感受。

很显然，在我刚开始接触肌肉紧张综合征时，大多数病人都展现了上述的人格特质。这些病人最初都否定自己具有上述的人格特质，但最终承认有很多情绪上的担忧，只是他们倾向于否定它们或者将这些情绪赶出自己的脑袋。

伴随着人格特质的展示，不难假设焦虑是形成肌肉紧张综合征的原因，因为这样的个体会担心事情怎样被制造出来。焦虑是独特的人类现象，与恐惧紧密相关，但是更复杂，因为它植根于动物所不具有的预想的能力。对危险的感知唤醒焦虑是合理的，除非感知是不合理的，而在病例中，这种不合理的感知却时有发生。焦虑的人倾向于期待危险，而实际上根本没有危险或者只是有一点点危险。这就是人类的本性。然而，他/她却经常意识不到这种焦虑，因为它产生在清醒感受之外的无意识领域，并且通过著名的抑制机制被压抑在无意识中。因为这些感受不受欢迎、令人尴尬、通常是痛苦的特性，以及它们引发的焦虑，非常有必要将它们排除在意识之外，这就是抑制机制产生的原因。正如后面章节将要看到的，肌肉紧张综合征的目的是为了辅助抑制机制的开展。

自恋

上面的篇幅描述了低自尊。站在这种深深隐藏的情绪另一端的是另外一种同等重要的情绪：自恋。它是指人们热爱自己的倾向，就是说，以自我为中心到了极致。美国文化的演进似乎造就了人们相对于"我们"而言更关注"我"的倾向。我曾经听说，出于强烈的集体感和成为比自己强大部分的一分子的倾向，美国印第安语言中没有"我"这个音素。相比之下，现代的南美人相信个人主义，非常欣赏单打独斗的人。从另一个角度来看，这种主流思想会导致个体过分关注他们自己，如果他们不被高尚的思想驱动的话，会变得贪婪。仔细思考商业团体或政府机构中德高望重的人致力于采取强硬措施，时有震惊的感觉，但是，当人们把其当做当今自恋潮流之下的合理范畴时就不奇怪了。

愤怒

所有的人都有一定程度的自恋。当自恋太过严重的时候就会带来麻烦，因为它意味着这个人容易烦躁、发怒，在与他人交往时会经常因为人家不听他的安排或者做得不如他的意而沮丧，结果就是生气。如果这个人非常自恋，那么他/她可能总是处在生气的状态，但从来不知道为什么会这样，就像前面述及的焦虑一样。原因，都在无意识之中。

这里有一个看似矛盾而实际却可能正确的说法。一方面，我们有一个低自尊，另一方面，自恋又会导致我们像一个当世君王一样感情用事。这是王子和贫民的故事，他们是同一个人。这些极端不同的情绪是一块硬币的两个面，虽然它们留给我们完全不同的印象，但却同时存在。

多么典型的人类心理呀。它似乎是一个经常矛盾的情绪的仓库，但我们大多数人却完全意识不到。

我们还会为一些其他的原因生气。事实上，使我们焦虑的任何事情（所有无意识）都同样倾向于使我们生气。你在努力做好工作，你希望它朝好的方向转变（这是焦虑），但你也对必须要面对的问题（比如其他人以及他们的需求）感到愤恨（这是生气）。

虽然焦虑和生气的产生经常联系在一起，但人际关系同样是一个常见的压抑情绪的来源。

我有一个快五十岁的女病人，她曾经是一个受保护的少年,早婚——在她的文化中算是早婚。结婚之后,她就全身心地投入到家庭中。她是一个聪明、有能力和有同情心的女性,曾经工作非常出色。然而,到了家庭安排的结婚年龄,她结婚了。之后,她被禁止去学校,不能阅读书写,不能开车,并因此丧失了很多经历,仅因为她的家庭需要控制她的生活。面对这样的事实,她感到愤怒。她完全没有意识到这种愤怒的存在,结果,发展出了一个长期的、无能为力的背痛病史,包括不成功的外科手术。她来我这里就诊的时候,背部一直疼痛,几乎废掉了。通过教育课程和心理疗法,她开始意识到这些压抑的情绪,疼痛就渐渐消失了。

这个过程是有心灵创伤的,因为她现在面临着家庭和朋友不支持以及自己根深蒂固的态度。她在做自我的思想斗争,现在正经历情绪痛苦。但对于身体疼痛,这是非常恰当和适合的,她曾经是身体疼痛的无助受害者。

生气和愤怒的一个重要来源——我们经常意识不到——源自我们对亲近人的责任感,比如父母、配偶和孩子。虽然我们爱他们,他们依然在很多方面成为我们的负担,因此产生的愤怒是内化的。一个人怎么能对他/她年迈的父母或年幼的孩子生气呢?

一个很好的例子:一个四十多岁的男人经常每个周末都要去看望住在另外一个城市的年迈父母。结果,他患上了周期性背部疼痛。第一次背疼,发生在他成功完成肌肉紧张综合征的治疗流程的一年以前。当我说疼痛的反复发生意味着在他的潜意识中有什么事情困扰着他,他声称周末一直过得很愉快。但之后他透露他妈妈很虚弱,要把周末的大部分时间花在照顾她上。父母双亲都让他担心,更糟糕的是,父母住得太远,每次都要坐飞机来回。但他是一个孝顺的儿子,父母越来越老,更是帮不上忙,情况只会越来越糟。因为一些原因(这些原因稍后会做分类),他本能的(直觉的、无意识的、自我觉醒的)烦恼(生气、不满)被完全抑制了,但却导致背部疼痛的复发。

或者是像另一个例子中的年轻爸爸,在他的第一个孩子出生之后,他就开始失眠。不仅他失眠,他妻子也因为日夜不停地照看孩子而疲惫不堪。他在空余时间也帮忙照看孩子,因此他们的社交活动都被剥夺了,有孩子之前的甜蜜二人生活也一去不复返了。他的背部开始疼痛,他为孩子抓狂,他生妻子的气,因为妻子现在不能像以前那样满足他的情感和生理需要。而在家里,他成了兼职的保姆和厨师,这让情况更加糟糕。但他对这些感受一无所知,它们深深地埋藏在他的无意识里。为了保证这些情绪和感受继续待在无意识中,他患上了背部疼痛——肌肉紧张综合征。

对于这个年轻爸爸的困境,不同的心理学家和医生会有不同的解释说明。他们会说这个年轻爸爸的背部疼痛源于抱起孩子时伤到了背,而不是睡眠不足;因为他试图摆脱照顾孩子的事情，疼痛是一个很好的借口。当然，他们说，所有的这些都是无意识的。

这被称为长期疼痛的增益理论。问题是，这个理论的前提假设是疼痛源于结构性损伤，但这通常是站不住脚的（在这个例子中，这位年轻爸爸在高中和大学期间都是踢足球的）；其次，因为人们可以从疼痛中获得一定的好处，所以将轻微的或者不存在的感受提升为显著感受。行为心理学家喜欢这一理论，然后，所需要做的就是奖励"无疼痛的行为"，或者是惩罚"有疼痛的行为"。但这些都没有卷入繁杂的无意识情绪，诸如焦虑和愤怒。数年以前，我还不了解肌肉紧张综合征，我尝试过这种方法，发现一点效果都没有。也就是说，这是一种错误的诊断。

所有的家庭人际关系都是情感负担。当一个人受到无处不在的肌肉紧张综合征的侵袭时，首先要考虑的事情之一就是家庭人际关系。对家庭成员的真心关注、热爱同与这些家庭人际关系联系在一起的义务和责任的内在不满结合起来，就成了深层次冲突的源泉，以此为基础，肌肉紧张综合征就产生了。

这里有一个经典故事，包含了一些肌肉紧张综合征的有趣花絮。一个39岁的已婚男性病人，他运营着起始于其父亲的家族生意。他告诉我说，他父亲依然活跃在家族生意中，但已经帮不上忙了，更多的是起妨碍作用。他陷入了思想冲突，一方面生气父亲过多的干预，另一方面对整件事情心怀愧疚。两年半前，他出现了疼痛症状，疼痛四个月之后，他阅读了我的肌肉紧张综合征的第一本书。他认为我在书中胡言乱语，并且决定继续通过医疗系统来消除疼痛。他说他看了很多医生，并且尝试了所有可能的治疗方法，最终没有成功。两年之后，他依然处于疼痛之中，很快变得无法摆脱，而且严重限制了身体活动。他害怕一切身体活动，甚至不能弯腰。这个时候，他又阅读了我的书，感到难以置信，"它对我产生了完全不同的影响"。他说他在字里行间看到了自己。他的解释是，在准备承认疼痛的心理学基础之前，他必须看医生，完成所有检查。

不必说，他在肌肉紧张综合征治疗程序中表现很好，而且很快就从疼痛中解脱了。在诊疗期间，我发现他是如此敏锐，并且在心理上非常适应。我不能想象起初他是拒绝肌肉紧张综合征诊断的。对我来说，这是一次教训：作为一个治疗像肌肉紧张综合征这样疾病的工作者，必须要面对的一个现实是，大多数人起初都会拒绝自己的疼痛源于心理因素，直到他们穷尽所有的医疗手段也不能消除疼痛时，才会转而相信和接受肌肉紧张综合征的诊断。

很清楚，这个男人的疼痛源于他与父亲的关系冲突。

这里有另外一个例子，用以说明家庭动力在疼痛症状产生过程中的作用。两年前，一个妇女已经成功治愈了背部下端的疼痛。有一天，她打电话告诉我说，她现在颈部、肩部和手臂疼痛，但不确定是由痛苦的心理处境导致的——这些与她的丈夫和十几岁的继女有关。我鼓励她采取非常规治疗，但由于处境未变，所以疼痛变得越加严重了；她的双肩也不能有大动作了，这是颈部和肩膀肌肉紧张综合征的一个常见症状。然后，她决定正视这个问题，并且与她的丈夫当面对质。出人意料的是，问题轻松解决了，困难的处境也由此化解，随着她个人问题的解决，疼痛也消失了。毫无疑问，她内心曾经隐藏着巨大的不满，并且，只要她的疼痛持续存在，不满就一直存在。在治疗章节，我会向大家介绍更多关于如何处理这种类型的处境的方法，但这个例子给大家很好地展示了压抑的愤怒和肌肉紧张综合征之间的关系。

无意识冲突的一个重要来源是肆虐在那些感受和需求之间的较量，诸如防止上文中提到的自恋冲动，防止思想中另外一个非常真实的部分——价值判断——对于我们每个人来说最关注的方面，比如什么是恰当的、合理的和成熟（指机会、思考）的，哪些是命令，以及应该做什么等。这会影响人们的一生。病人经常详细描述他们的生活是如何被这些行为命令掌管的。一个妇女，在排除了她是强迫和完美主义者之后，我发现她来自一个以自己的风骨（坚强的性格）、刚性、坚定沉着为豪的家庭。显然，她的人格中还有一些其他的成分更柔软和顺从，因此她的无意识中存在冲突是必然的。

有时候，特定行为方式的压力来自于我们的文化。我印象中有一个非常吸引人的女性，她为一个虔诚信仰宗教的大家庭提供宗教服务。在这个大家庭中，六个或八个孩子是很稀松平常的事情。虽然她知道她的疼痛来自于长期存在的"紧张",但她不能理解为什么会出现这样的情况。我提示她,有可能是对为这样大的家族工作和相应责任的不满。很长一段时间,她都否定这种可能性,坚持说她没有感觉到这种不满。她的疼痛一直存在,有时候非常严重。我提示她,既然这种感受存在于无意识中而且是被压抑的,她是意识不到的。在她与我持续不懈的努力下,病症清除了。她开始在深深被压抑的不满情绪上获得转机,然后,她的疼痛症状奇迹般地消失了。

从事肌肉紧张综合征诊疗工作越久,我越认识到愤怒在其中发挥的作用。我们所学会的是完全地压抑愤怒,在很多情境中,我们完全意识不到它的存在。实际上,我开始想知道,如果在症状的发展过程中愤怒并不是比焦虑更为基础的情绪,那么焦虑本身有可能就是对压抑的愤怒情绪的一种反应。

下面的故事给我留下了深刻的印象。一个45岁的男性,在其他事情中,具有偶尔恐慌侵袭的历史。这表明他具有严重的焦虑。通过检查,确定他患有肌肉紧张综合征。我们讨论这种疾病的心理特性,我告诉他我已经开始怀疑愤怒可能比焦虑更重要。他说最近他身上发生的一些事情能够支持这种假设。他变得对某个人极为愤怒,当认为这是不合适的时候就会引发争吵,他不能够容忍。在这样的时刻,他都会感到恐慌。他可能不仅是生气,还处于狂怒之中。并且,出于压抑愤怒的需要,无意识和有意识地,某种反应成为必要,因此疼痛袭来。此时此刻，我们明白了，的确是这种情境带来了肌肉紧张综合征和其他的身体反应。但是，首先让我们考虑一下压抑现象。它来自哪里？

压抑

我记得一个妈妈很自豪地告诉我她是如何治服她15个月大的儿子爱发火的脾气的。她"聪明的"家庭医生建议，当孩子要发脾气时，就把冰水泼到他的脸上。这个方法很有效，他再也没有发脾气。在刚满15个月的时候，他就学会了压抑的技巧。他被设定为压抑愤怒，因为愤怒会引发非常不愉快的后果，而且他会在他的一生中去践行这个才能。如今，当他遭遇人们每一天都要经历的多种令人沮丧、讨厌甚至让人愤怒的事情时，他会自动压抑本能的愤怒。愤怒慢慢积聚，到一定程度，他就会患上肌肉紧张综合征。或者，身体为了应对积累的愤怒会产生其他的反应。

这个例子说明了我们要压抑的一个原因：无知父母的影响。这可能是学习压抑最常见的原因。为了尽量让他们的孩子成为乖孩子，父母可能会在无意之中导致孩子在以后生活中的心理困境。

当你思考它时，关于我们为什么压抑愤怒有很多理由。所有理由都是合理的，而且大多都是无意识的。每个人都想被喜欢，被爱；没有人愿意被否定，因此我们压抑不讨人喜欢的行为。我们可能痛恨承认这一点，但无疑是我们害怕报复。家庭和社会文化的需求为压抑愤怒提供了强大的动力，愤怒在儿童早期刚刚显露头角的时候就被深深地掩埋了。我们认识到，所有无意识的生气通常是不合适地从那些本不该惹怒我们的刺激物中涌现出来，因此我们压抑愤怒。我们直觉地认为生气是一种自贬身价的行为——也许更为糟糕，当我们生气的时候，会感到失去了控制感，这对于肌肉紧张综合征易患人群是很难接受的事情。所有的这一切都是无意识的，因此我们意识不到压抑愤怒的需求。实际上，我们可能经历一种身体症状，比如肌肉紧张综合征或者其他胃肠不适。

为此，我做了很多探索和尝试。我了解到，嫉妒意味着我在为某件我不了解的事情生气。因此，我在思考可能是什么导致了这一疾病，并且当我解答了这一问题的时候，嫉妒消失了。值得注意的是，压抑愤怒是如此常见。对我而言，一般知道是什么惹我生气了，但不知道我到底有多生气。有时候是一些情感上的负担让我生气，但在很长一段时间里找不到答案。

17年肌肉紧张综合征诊疗的从业经验让我认识到，至少在我们的文化里，所有的人都会产生焦虑和愤怒。并且，在任何一种文化里，人们都在潜在地压抑消极情绪。心理疾病引发了心理和生理反应，比如肌肉紧张综合征、胃溃疡和结肠炎，这些都是很常见的，只是程度上的不同而已。这些往往都是很严重的，并常伴随更多的紧张症状，我们称之为神经质，但实际上我们所有人或多或少都有些神经质,这使得这个词失去了意义。

压抑和无意识是两个密不可分的概念。弗洛伊德第一次将它们安置在一个合理的、科学的基础之上。彼得·盖亚(Peter Gay)在他的著作《弗洛伊德传:我们这一代的生活》(纽约:Norton,1988年)中对无意识有一个精彩的比喻:"无意识就像一个专门的最高安全级别的监狱,监管反社会的居民,这里既有随着岁月流逝渐渐衰弱的居民,也有新近到达的;所有居民都被严厉对待和严格看管,但也只是勉强保持在控制之下,永远在试图逃脱看管。"

在本章中所描述的情绪现象(诸如焦虑、愤怒、自恋等)都是无意识中的"反社会的居民"。我们似乎已经有了一个固定的机制用以避免消极情绪,这就是压抑的原因。但是无意识显现出同样强烈的压力,大脑试图将这些情绪带入意识(永远试图逃跑),而这就是加固看管的原因,心理分析学家称之为防御。

不久前,我看了一个妇女,她说了一个有趣的故事。在我给她做完检查,确诊她患了肌肉紧张综合征,并且告诉她这意味着什么后,她说疼痛开始于她邀请姐姐去欧洲旅行之后,而旅行的费用由她支付。她开始担心姐姐是否玩得愉快,感到自己有责任了解姐姐都做了些什么,然后又对这一想法感到愤怒和不满。她进一步说,她开始梦到妈妈和姐姐,并且回忆起十几岁时因对抗她们引起的不满——以她们"合伙欺负她"和她被排除在她们的亲密关系之外的感受为基础（无疑是未被证实的事情）。父亲与她非常亲密，但在她十一岁的时候父亲去世了。她感到父亲抛弃了她，这一事实加剧了上述的感受。

在这一类事情中，肌肉紧张综合征经常由植根于童年时期的焦虑、生气、不满所引发。我认为，通过我的暗示，她所能提出的所有重要的心理素材对她而言都是值得注意的。

这些心理现象的普遍性受到不可思议的被忽视的事实的支持，这一事实是超过80%的美国人都有疼痛症史，并且在最近的30年里疼痛的发生率按几何级数增长。在美国，背部和颈部疼痛是工人请假的第一大原因。据估计，美国每年花在诊治背部疼痛上的费用约为560亿美元，却只能以普遍的心理生理的过程为基础对这种重要的疼痛流行病进行解释。

对受压抑情绪的身体防御

这么多年来，我一直有这样一种感觉，肌肉紧张综合征是前面描述的受压抑情绪的身体表达或者补偿。事实上，这是这本书第一版中所提示的。20世纪70年代早期，我就已经意识到这些常见的背部和颈部疼痛症状来自于受压抑的情绪。88%的肌肉紧张综合征病人都有其他紧张类疾病史，比如胃溃疡、结肠炎、紧张性头痛和偏头痛。但是将肌肉紧张综合征看做神经紧张的身体表征的观点有点不尽人意和不完善。最重要的是，它没有解释反复的观察使得病人意识到疼痛作为一个参与者在心理过程中的作用将会导致疼痛停止，疾病治愈。

我的一个心理分析学家同事，斯坦利·寇恩（Stanley Coen）博士，在我们共同撰写一篇医学论文的过程中，他建议疼痛症状的作用不是为了表达掩埋的情绪，而是为了阻止这些情绪进入意识层面。他解释说，这是一种防御机制。换句话说，肌肉紧张综合征的疼痛（或者胃溃疡、结肠炎、紧张性疼痛所引起的不舒服，或者是哮喘带来的恐慌）的产生是为了将患者对"情绪领域正在发生什么"的注意力分散开来。它倾向于将人们的注意力聚焦在身体上而不是心理上。这也是对将这些可怕的、反社会的、不友善的、孩子气的、愤怒的、自我的情绪（囚徒）摒弃在意识之外的需求的反应。人类遵从这一机制，肌肉紧张综合征远不是通常意义上的身体疾病，实际上是心理过程的一部分。

对受压抑情绪的防御是通过转移人们的注意力来实现的，而不是将这些情绪掩埋在无意识之中。病人用不同的语言去描述这一过程：防御是借助伪装行动的，伪装则意味着转移或者分散。防御要成功，就必须占有人们的注意力，如果被什么完全吸引（全神贯注）或者困扰，防御会更为有效。这就是为什么身体防御如此好：它们能真正抓住人们的注意力，特别是它们在令人疼痛、恐惧和无能为力的时候。这也的确是肌肉紧张综合征带给人们的感受。

美国在过去的30年间，常见的背部、颈部和肩部疼痛症达到流行病的比例，因为它们成为上面提及的被压抑情绪的首选防御机制。一个好的伪装标志就是不管它是什么都不会被辨识出来，没有人知道有什么被隐藏起来了。事实上，没有哪个患有上述疼痛的人会认为这些疼痛症状和心理因素有关。相反，几乎每个人都认为是损伤或者脊椎的各种先天或后天异常导致的。

有另外一组疾病同样属于肌肉紧张综合征的一部分，也被认为是属于软组织病理学范畴（纤维肌痛、纤维组织炎、筋膜炎等），但是这些也被归因于损伤、肌无力诸如此类的问题，真是完美的伪装。人们将注意力投射到疼痛症状上越久，情绪就越能安全、无危险地被隐藏起来。

我经过反复观察发现，被压抑的情绪越痛苦，肌肉紧张综合征的疼痛症状就会越严重。举个例子。我发现，一个由于童年时期被虐待而积压了大量愤怒的病人，通常具有严重的、无能为力的疼痛，而且只有在这个病人有机会表达这些占据了他的无意识多年的、恐怖的、激起怨忿的狂怒时，疼痛才会消失。这是潜在的愤怒引发肌肉紧张综合征疼痛的又一个例子。

与肌肉紧张综合征类似的疾病

正如前面提到的那样，有一些其他的身体疾病承担了肌肉紧张综合征一样的作用。这里有一些常见这类疾病的清单：

前溃疡状态	紧张性头痛
胃溃疡	偏头痛
食管裂孔疝	湿疹
痉挛性结肠	牛皮癣
肠易激综合征	痤疮、荨麻疹
花粉热	头昏眼花
哮喘	耳鸣
前列腺炎	尿频

所有这些疾病都要受到医生的常规治疗。虽然可能是为了实现某种心理目的，但它们必须得到医学检查和治疗。我希望的是，病人有时也能得到一些咨询服务。

这些身体疾病的每一种都同样服务于对上述情绪的压抑。医疗人员越是将它们鉴定为"纯身体"疾病，它们就越能够促进防御机制，这就意味着疼痛、溃疡、头痛和所有与此相关的不适的持续。只要防御机制在起作用，疼痛就不会消失。

对压抑情绪的身体（与心理相对）防御无疑是最常见的，因为它们如此成功。既然病人的溃疡从一种转换成另一种，它们也是非常有效的防御。比如，已经发现了扭转胃溃疡病理的疗效显著的药品。服用药物之后，虽然胃溃疡治愈了，但仍会从心理上转移成为另一种身体疾病。

一个45岁的男人告诉我，10年前，他的背部下端出现问题，多年之后，经过外科手术，症状减轻了。手术之后没几个月,他开始出现胃溃疡,这一问题持续了两年。医生尝试了很多药物,但就是不能消除溃疡。最后,他的颈部和肩部开始疼痛之后不久,胃溃疡好了;但颈部和肩部疼痛差不多已经持续了两年,因此他来我这里诊治。

背部的外科手术和溃疡治疗并没有缓和他的基本问题,它们仅仅扮演了安慰剂的角色,并且使管治他的身体症状的地点转移。

胃溃疡的故事

溃疡的故事是非常有趣的。在过去的二三十年间,美国和加拿大的胃溃疡病例是呈下降趋势的,这种情况部分归功于疗效显著药品的研发和使用。

然而,我很感激罗素·贝克(Russell Baker),他在《纽约时报》的周日专栏里写道:"所有的溃疡都去哪里了?"贝克先生指出,人们似乎很少患溃疡。这篇文章让我思索,既然每个人——医生和外行都一样,已经认识到溃疡实际上意味着紧张,它们就不再具有隐藏紧张的目的,因此很少有人再患溃疡了。这是否就是近年来颈部、肩部和背部疼痛变得如此常见的原因呢?是否颈部、肩部和背部成了比胃部更能够隐藏紧张的地方呢?

心理和身体

在我的印象中,身体的任何器官和系统都可以被心理用作抵抗压抑情绪的防御机制。因此,往往会产生包括免疫系统的疾病,比如花粉热、呼吸急促或者尿道感染。我熟识的一个专业泌尿科医师曾经说过,在他接触的所有前列腺炎病例中,超过90%的患者都是源于紧张。我有一个病人,他长期遭受口干的痛苦,这是紧张导致唾液分泌管道收缩的结果。喉炎可能是情绪性的起因,眼科专家告诉我们,紧张导致视觉困难也是常见的,并且会继续下去。再次重申一下,所有的症状都必须经过全面检查以排除结构性病变、损伤、感染或者肿瘤出现。在第七章中会重新更加详细地探讨这一主题。

排除器质性疾病是明智的,心理生理性疾病应该被正确地诊断,而不是被排除。排除诊断法不是一种诊疗手段。排除诊断法的意思是说:"我不知道是什么病症,因此有可能是压力导致的。"一个诊疗医师应该说:"既然我已经排除了肿瘤或者癌症的可能性,我可以有信心继续判断这是一种情绪引发的疾病,因为通过我的检查发现它具有情绪导致的疾病的所有现象和症状。"但这一情形在实际诊疗中很少发生,大多数从业医师要么不把这一疾病当做心理导致的生理疾病来看待,要么即使他们这样做了,也只是像治疗器质性疾病一样治疗表面症状。

恐惧在肌肉紧张综合征中的作用

肌肉紧张综合征的严重程度不仅可以通过疼痛的程度,而且可以通过出现的身体无力程度来进行测量。病人恐惧些什么,或者不能做哪些事情?无力程度可能比疼痛程度更为重要一些,因为它精确地解释了个体的人格、职业、社会和体力运作能力。

从长远看,对身体约束(或限制)的恐惧和全神贯注作为一种心理防御比疼痛更有效。非常严重的疼痛几天就会停止,但是,如果因为恐惧做事情会导致新的疼痛或者因为他/她已经发现活动不可避免地会带来疼痛,那么,这个人就会害怕做一些事情,即使不是严重的疼痛。然而,对身体的全神贯注是持续的,并且防御机制一直会起作用。在我诊治的大多数病人中,这都是最重要的影响因素。偶尔,我的病人会说他/她没有身体限制(或约束),就只是疼痛而已。但是这样的病人是极少数的,大多数病人都害怕身体活动,这会延续这一问题并通过产生进一步的焦虑导致抑郁。病人的确是患上了身体恐惧症,对身体运动产生了恐惧。

对症状全神贯注的程度是测查问题严重程度的一个指标。很多病人说,症状主控着他们的生活,而另外一些人显然无法摆脱这一疾病。早晨醒来思考的第一件事情是它,晚上睡觉前想的最后一件事情也是它。

我诊疗的一个年轻女病人说她一天都在"受到身体疼痛的

惊吓"。这很清楚，正如我们谈论的一样，她真正恐惧的是一些情绪事件，并且疼痛症状让她得以避免这些情绪事件。

我的经验是，疼痛症状的重要性所在，包括强迫性成分，是病人根本的情绪状态的一个好的导向。我指的重要性是指有多少焦虑和愤怒。早期生活的心灵创伤会决定人们当前的心理状态。儿童时期遭到虐待的人，无论感情的或者身体的，往往会拥有巨大的焦虑和愤怒源，特别是性侵害。当我遇到特别严重的肌肉紧张综合征病人时，这是我首先要考虑的事情之一。身体症状是他们保持不与一些可怕的、令人恐惧的、深深埋藏的情绪联系的方法。这并不是夸大其词——在他们的头脑中，巨大的恐惧和大量的愤怒正在泛滥，而他们并不敢承认。这样的病人会告诉你他们知道为什么疼痛没有消除，因为当他们开始接近那些深埋的感受时，会疼痛异常，无法继续深入。他们总是要求把心理疗法作为治疗程序的一部分。

另一方面，绝大部分患有肌肉紧张综合征的人——大约95%——焦虑水平和焦虑的原因更温和，并且疼痛消失的时候他们没有经历情绪反应。这些案例让我印象深刻的是，大脑会对愤怒和焦虑做出过激反应，在第一时间，防御机制根本不需要。

刚才所描述的这些在我们的文化中是普遍现象，仅仅是受压抑情绪的程度有所变化。并且，在我们的文化中，大自然已经创建了一个机制，凭借这一机制，我们可以避免意识到这些坏感受——这一机制给我们带来了身体症状。

幸运的是，有一种途径可以用来阻止这个对我们大多数人而言显然并不适应的反应。逻辑告诉我们，大脑的反应方式是幼稚的。然后，我从事肌肉紧张综合征诊疗的经验已经证明，大脑具有其他的特性，并且可以改变导致身体症状的过程。

恐惧无处不在，任何加重焦虑的事情都会增强症状的严重性。我的一个病人说，在被告知她的脊椎末端正在退化之后，她带着震惊离开医生的办公室，几乎晕倒在大街上。并且，看完医生后，她的疼痛状况变得更加糟糕。

一个二十几岁的年轻人，具有足球运动员的体格，据说他是家族生意中做得最好的一个。一天，他决定陪同父亲一起去看背部医师，因为当他刷牙的时候会引起背部下端的轻微疼痛。做了X光检查，医师发现他的脊椎尾端较下面的地方有一个错位，在这之后，他的轻微疼痛加重了。当疼痛持续存在的时候，他被建议去看一下医学专家。进行了CT扫描，显示是腰间盘突出，于是他被告之遇到了严重的问题，以后一定不能提举重物，再也不要打篮球（他最爱的运动之一），日常生活中要非常小心。他憔悴了。虽然开始就医时他只有背部下端的轻微疼痛，但是现在每天都要经历严重的疼痛，而且他的工作和生活受到很大限制，他变得无能为力，这得"感谢"已经给出的结构性诊断和这些诊断所暗含的一切。他现在相信他的脊椎出现了严重的问题，并且再也不能提举重物和进行体育运动。当我在专家会诊中看到他时，他已经相当沮丧了。

幸运的是，他只是患有肌肉紧张综合征。他积极配合治疗，并且已经重新过上了正常生活，包括打篮球。

有很多因为背部疼痛引发恐惧的事例。现在的美国民众坚信背部是脆弱的，有着精细的结构，很容易受伤，因此便有了许多的禁忌和注意事项：不要弯腰，不要提举重物，提举的时候要挺直背，不要坐柔软的椅子和长沙发，不要进行自由式游泳或者蛙泳，不要穿高跟鞋，不要拱起你的背（自由式游泳、蛙泳和穿高跟鞋都会导致背部拱起），睡硬板床，不要跑，不要做剧烈运动。我的一大批成功治愈的病人，大约有几千人，已经证明这些都是无效的"操作指南"。所有成功做到这些的人都是在帮助保持疼痛症状，并且会让自己的生活成为地狱。

很多人对反复出现的疼痛侵袭心存恐惧。任何曾经受到严重背部疼痛侵袭的人，不受控制地生活在对下一次侵袭的恐惧之中。讽刺的是，焦虑如果一直持续，这种恐惧几乎是必然会发生的事，另一次侵袭或迟或早都会到来。

通过对不称职的父母、配偶、性伴侣、员工、家庭主妇或任何你在生活中扮演的角色的感知，自己的焦虑和愤怒被加强了。你不能去看电影，欣赏戏剧，听音乐会或者到餐馆就餐，因为你不能长时间地坐着。如果你是一个自主创业者，是为自己工作的人，那么你的痛苦就会加倍。

可悲的现实是，背部疼痛的病人是一个心中遍布恐惧的囚犯，并且恐惧是疼痛症状永久存在的主要原因。

应对

我听到一种说法,人们患上压力导致的疼痛,是因为他们不能够应对压力。实际恰恰相反,肌肉紧张综合征的出现正是因为他们对压力处理得太好。应对要求,我们压抑那些可能影响我们正在努力做的事情的情绪,肌肉紧张综合征存在的目的就是为了继续压抑这些情绪。

我最近见到的一个有很高权力的商人,他告诉我,朋友和家人要求他为他们做一些事情的时候,他从不拒绝,因为说"不"对他而言就意味着失败。答应家人和朋友的请求,开展行动并且实现他们的请求,就像是获胜,不管这些是否会耗费他的情感资源。他是一个优秀的应对者,也是肌肉紧张综合征的首要候选人。这也例证了肌肉紧张综合征患者人格的一些其他特性:被爱、被羡慕、被尊敬的需要以及成功的欲望和强烈的竞争性。我们为应对付出了代价——外表看起来很风光,其实内心却饱受煎熬。

拒绝肌肉紧张综合征诊断

一个非常不幸的现实是,当被告知患有肌肉紧张综合征时,大多数人都会拒绝这一诊断结果。这并不奇怪,在我们的文化中,依然对与心理问题和心理治疗有关的事情存有很强的偏见,不管由于这些问题每年有几百万人在接受心理治疗——情绪问题沦落为种族和宗教偏见的同一类事物。

从公共政府实施的政策来判断，近几年的事件表明社会在战胜种族和宗教偏见方面比在对心理学的偏见上做得好。我们从近几年的选举过程中了解到，任何心理学的建议对于掌管高层政府机构的人来说都是致命之物。当代时局表明，很多政客都将从心理治疗中获得很大利益。在这一背景下，让一个政客承认患了肌肉紧张综合征是不太可能的。

同样，大多数体育运动员也会拒绝这一诊断，因为心理症状等同于虚弱，而这与运动员强壮和大无畏的形象不符。有少数几个运动员电话咨询过我，但从来没有出现过。

当然，医学界对肌肉紧张综合征的偏见同样很强烈。医生更愿意治疗身体疾病，面对具有情绪症状的病人时，他们感到不安。他们的通常做法是开一些药，希望病人会感觉好一些。即使在精神病科，大部分从业医师更愿意主要采用药物治疗。我知道一些精神病医生，当肌肉紧张综合征被建议作为对他们背痛的一个可能解释时，他们拒绝肌肉紧张综合征的概念。

另一方面，出现身体症状的人很少面临这样的偏见。医疗保险会支付大部分有详细描述的诊断和治疗程序的身体疾病，但是大多数政策排除或者严格限制对心理治疗的支付。为了得以维持生命，人们动辄要花费几千美元移植器官，但是，投入很少的钱用于心理治疗就可以提高生活质量。

同样，大脑动用各种策略用以避免经历情绪问题出现。在无意识层面，我们更愿意患上身体疼痛，而不愿意承认任何一种情绪混乱。

我跟我的一个病人讨论这个问题，她有着一个令人信服的发现。她说："如果你要求人们减轻你的负担，只是因为情绪负荷过重，可以预见，没有人会同情你；但是如果你告诉他们，你身体疼痛或者有其他的一些身体症状，他们会立刻做出关心的反应。"事实的确如此。在我们的文化中，身体有问题是完全可以接受的，但人们却羞于谈及任何与情绪有关的事物。这进一步说明了为什么当面临不愉快的情绪现象时，大脑会选择身体的症状而不是心理的症状作为防御机制的原因。

肌肉紧张综合征是世界范围的吗

一次又一次，我被问及世界上有没有哪个地方的人是不患肌肉紧张综合征的。柯科迪·沃利斯（Kirkaldy Wallis）博士，是一个在英国接受专业训练的医生，他在肯尼亚工作了22年，并给我们提供了答案。1988年，他在一个医学会议上说，背部疼痛在非洲土著人中很罕见，但是在非洲的高加索白种人和亚洲人患肌肉紧张综合征的情况与在美国和加拿大一样常见。他将这一现象部分归因于文化差异，假定非洲人不会像我们这样产生焦虑。这完全是合乎逻辑的。

肌肉紧张综合征并非新事物

很多年前，这一疾病的细节就一直在显现。我发现，很难相信从来没有人发现过这个问题。在一次医学文献检索中，我翻出了一篇文章，它被摩根·萨金特（Morgan Sargent）发表在1946的《新英格兰医学杂志》上，描述了一大批空军复员人员都患有背痛。萨金特博士不是一个精神病学家，他称96%的复员空军患有心理因素导致的疼痛，然后继续清楚地描述了什么是肌肉紧张综合征。萨金特博士的论文被杂志接受并出版，这是一个时代的标志。但即使在现在，这也有可能以"不具科学性"而被拒绝。在第七章，我将详细说明人们对有关心理—身体互动关系的态度变化。

解决方案

在解决方案这一点上，病人会说："好的，你已经说服我了。我知道了为什么我会有这个疼痛。现在的问题是，在我的生活中如何去改变我的人格，解决我的问题（特别是对那些不能解决的人，比如我90岁的妈妈）？停止产生愤怒和焦虑，并且停止压抑我的感受就可以解决我的问题吗？"

实际上，母亲的天性已经是一个很好的例子，在大部分案例中，解决方案并不需要那些复杂的转换。可以确定的是，一小部分病人必须借助心理治疗才能康复,但他们不到总体的5%。剩下多于95%的人,只需要通过了解肌肉紧张综合征和改变他们对于背部的认知就可以改善疼痛。这听起来是不是太简单了点?肌肉紧张综合征的解决之道是很简单,但也不尽然。我会在治疗的章节中详细叙述。

第三章

背痛发生时，身体在忙什么

背痛的生理机制是这样的：它开始于某些情绪状态，这些情绪状态是嵌入在中枢神经系统的活动中的，结果导致局部血管收缩和某些肌肉和神经轻微氧缺乏。这种氧缺乏会导致疼痛，引发异常感觉。

> 背部肌肉和神经发生的化学及物理改变导致的疼痛和其他症状,都是心理原因在起作用。

"生理机制"一词是指身体各系统和器官的运作方式。所有的生物系统都是非常复杂的,越是处在进化等级高端的动物,其生理机制越复杂。对于肌肉紧张综合征来说,这点尤其正确,因为这一疾病正是心理—情绪和人类生物体的身体活动之间交互作用的结果。在过去的100年间,医药科学已经对大部分生物系统的生理机制、化学和力学机制有了足够的了解,但是却对心理—身体的交互作用一无所知,而这可能对理解健康和疾病的状态至关重要。肌肉紧张综合征似乎是心理—身体交互作用的典型范例,但是我们并不理解情绪能够刺激身体反应的化学、力学或者细胞生物学机制。而事实上,它们的确在发生。这一章节,就是用来介绍我对心理—身体交互作用如何运作于肌肉紧张综合征的理解的。

自主神经系统

肌肉紧张综合征的生理机制开始于大脑。在大脑中,像焦虑和愤怒这样被压抑的情绪会在这个进程中激发一个意向。而自主神经系统则导致特定的肌肉、神经、肌腱和韧带的血流量下降，进而导致这些组织产生疼痛和其他类型的功能障碍。自主神经系统是大脑的一个子系统，主要作用是控制身体的所有非意识性功能。它决定了在每天的日常环境或突发情境下一个人的心跳速度、分泌多少胃酸来消化食物、呼吸的速度和许多其他维持我们身体最佳功能的即时生理过程。所有动物都会产生的抵抗或逃离反应——对低等动物尤其重要——是由自主神经系统指挥的。为了应对突发事件，身体的每个器官和系统都做好了恰当的准备。对一些系统来说，突发事件意味着活动的完全停止，以致身体资源可以被动员去更有效地处理危险。典型的反应是，身体大部分消化和排泄活动完全停止，心跳加速，血液也从不太重要的功能中调离，用以供给需要大量血液的系统。这些系统是逃离或者抵抗的关键系统，比如肌肉。自主神经系统在危机时刻的重要性显而易见。

　　自主神经系统用最为精确的方式控制着血液循环，它可以加快或者减慢任何它选择部位的血液流动。通常，都是出于正当理由才会做出这种控制，正如上面所描述的情况。但是，我们把这一系统在肌肉紧张综合征中的表现定性为一种异常的自主活动。在通常意义上，它没有实效性。它既不是实现日常正常的功能，也不是准备用身体抵抗或者逃离危险。然而，它是对心理需求的反应。但我们认为这种反应是异常的，因为它会导致疼痛和其他令人苦恼的症状。

缺氧——肌肉紧张综合征的生理学病理

我们假定,在肌肉紧张综合征中,自主神经系统选择性地降低特定肌肉、神经、肌腱和韧带的血流量以应对受压抑情绪(比如焦虑和愤怒)的出现。这种状态被称为缺血,那就是说,相关组织获得的血液比正常补充的要少。这意味着这些组织只能获得比通常情况少的氧气,结果就是各种症状的产生——疼痛、麻木、刺痛和间或的虚弱。这些症状之所以会发生是因为氧气在生理过程中至关重要。当氧气降低到正常水平以下时,我们可以预料一个显著表明氧气缺少的反应。

很难理解为什么自主神经系统要做出这样的反应,以致产生疼痛和其他不舒服的症状——当它的正常功能能够维持身体运作并处在一个最佳水平的时候,它是不管周围正在发生些什么的——这显然是非常不正常的,但表明一定有一些迫切的需求导致了这一反应的产生。正如我们在前面章节中假设的那样,是将人们的注意力从那些非常不愉快、经常痛苦的情绪中转移开来的需求。而那些情绪是大脑一直试图压抑的,就像大脑做了决断,身体疼痛要好过情绪伤痛。如果从这个角度来理解,这个过程也不是那么不合理了。

缺氧的案例

人们是怎么知道缺氧会导致疼痛的呢？首先，针对紧张和焦虑的很多身体反应都是一场自主反应的结果。我们最熟悉的就是胃溃疡（多年以前治疗溃疡的常规方法就是切除胃部的自主神经），痉挛性结肠炎、紧张性头痛、偏头痛和很多其他的疾病也是这种情况。因此，合理的想法就是，肌肉紧张综合征的病理生理机制可能也起源于自主神经系统。

如果自主神经系统卷入了肌肉紧张综合征，最好的解释是，它通过循环系统造成肌肉和神经的损害。细小的血管将血液输送到这些组织，小动脉收缩只要稍微减小一点，就会减少到达这些区域的血流量，这些组织就会轻微缺氧，疼痛便会产生。

实验数据也证明了这一观点。1973年，两个德国研究人员法斯本德尔（H.G.Fassbender）和韦格纳（K.Wegner）报告称，对背部疼痛的病人的肌肉进行活检后发现，细胞核内发生了细微的变化。

氧气在肌肉紧张综合征中的重要作用，让我们受惠的其他证据来自于一个研究团队。近几年，他们已经在实验中证明，患初级纤维肌痛病人的肌肉氧化比较低。这些报道的典型代表是1986年发表在《斯堪的纳维亚风湿病学杂志》

（Scandinavian Journal of Rheumatology）上的一篇文章，文章的名字是"初级纤维肌痛中的肌肉组织氧气压力"。使用一种新的简洁的实验工具，他们能够很精确地测量肌肉含氧量，并且发现纤维肌痛病人的疼痛部位的肌肉中的含氧量较低。

这对肌肉紧张综合征的病因意味着什么？正如我长期坚持的那样，那就是纤维肌痛——也被称为纤维组织炎和肌纤维鞘炎（有一些人称之为肌筋膜炎和肌筋膜疼痛），同样是肌肉紧张综合征。我已经治疗了大量的病人，来我这里治疗之前，他们都被诊断为纤维肌痛，病史和身体检查都一致表明他们患有严重的肌肉紧张综合征。结果证明，诊断是正确的，他们都完全康复了。因此，坚持认为肌肉紧张综合征的疼痛原因是缺氧是合理的，纤维肌痛病人的肌肉轻微缺氧的发现支持了这一假设。

正如早些时候提及的一样，肌肉紧张综合征用多种方式显示自己，包括质量和数量两个方面。而且，很清楚的是，被人们称做纤维肌痛的疾病其实也是肌肉紧张综合征的一种表现形式。患有纤维肌痛的病人病情都较为严重，因为他们中大多数人有很多不同的肌肉疼痛，并且失眠、焦虑、抑郁和肌肉乏力。所有这些表现都可以被解释为较严重的被压抑情绪、超常的愤怒和更多严重症状的证据。

大多数现代医学研究者不能接受这种解释，因为这违背了他们的基本假设：身体异常的病因学的解释必须在身体本身。他们不能想象像背部疼痛这样的疾病起因于大脑。因此，在医疗领域就潜藏着一个巨大的不幸,因为只要这种观念继续存在,病人就会继续被误诊。

缺氧的后果

肌肉

缺氧肌肉疼痛的原因,我们现在知道的有两个。或者,有一些其他的原因超出了我们的理解范围。

肌肉痉挛是首先发生的,而且是最戏剧性的。这是由于当人们经历急性发作的极为疼痛的病痛时,会出现正如第一章所描述的那样的情况。然而,一旦急性发作过去之后,肌肉就不痉挛了。在这些年我检查的数千名病人中,很少发现跟肌肉紧张综合征病症相关的肌肉处于痉挛之中。

第二个原因是由霍姆斯(Holmes)博士和乌尔夫(Wolfe)博士1952年发表的一篇题为"生活形势,情绪和背部疼痛"的论文中提出的,这篇论文发表在《心身医学》(psychosomatic medicine)杂志上。第二个原因认定:这些病人肌肉的化学成分被改变了,他们遭受疼痛是乳酸新陈代谢中产生的代谢化学废物的累积造成的。

非常有趣的是,我们可以从长跑者身上同时观察到这两种现象——肌肉痉挛和这种化学物质的累积——这些长跑者的肌肉遭受缺氧。肌肉疼痛出现时,或者自然地被感觉到,或者在检查人员按压的时候能感觉到,这都意味着肌肉轻微缺氧。但这并不意味着肌肉"紧张"。需要强调的是，缺氧通常是低水平的，并且不会破坏组织。肌肉尤其如此。

触发点

"触发点"这个词已经活跃好多年了，它是指当压力作用于颈部、肩部、背部和臀部等各种肌肉时引发的疼痛。关于触发点是从属于疼痛还是肌肉，存在一些论战，大多数人同意后者。风湿病专家开了纤维肌痛（肌肉紧张综合征一种）研究的先河，但似乎在避免使用这一词汇，可能是因为这些年"触发点"一词与其他的诊断相关联。我既不使用它也不回避它，因为我已经总结出肌腱的这些点只不过是氧气缺乏的中心地带。进一步说，有证据表明，在肌肉紧张综合征疑似人群中，肌腱的这些点会持续存在一生，像我，虽然可能并没有疼痛。

在第一章中我们已经提到了，大多数肌肉紧张综合征病人有六个关键点对触摸和施压异常敏感：左右臀肌外侧部分、背腰部区域两侧的肌肉和肩头的两块肌肉。这些对触摸和施压异常敏感的点，触发点——或用任何你想使用的称呼，都是肌肉紧张综合征研究中的标志性的发现。而且，在疼痛消失之后，它们依然会持续存在。理解肌肉紧张综合征生理机制的一个重要部分是：大脑选择了将这些肌肉牵扯进我们所知道的肌肉紧张综合征症状的创建过程。

病人有时候会问，呼吸纯氧是否能缓解痛苦。这种方法已经被尝试过了，并不起作用。如果大脑倾向于创造一种缺氧的状态，那缺氧的状态就会存在，不管血液中的氧气实际上有多么丰富。

神经

神经组织比肌肉更敏感和脆弱。有可能是缺氧导致神经疼痛，因为含氧量的减少会威胁到神经的完整性，但对肌肉却没有这种威胁。换句话说，较多的氧气缺乏才会导致肌肉损伤。肌肉损伤中的缺氧量远远多于肌肉紧张综合征症状中肌肉的缺氧量。神经组织则比肌肉更为敏感，也更容易遭到损伤。因此，为了警告大脑有什么事情出错了，一旦有非常轻微的氧缺乏，神经疼痛就会开始。我们假定，神经疼痛在肌肉紧张综合征中是一个警告信号。

在肌肉紧张综合征中，其他的神经症状也很常见。患者可能经历麻木、刺痛、发麻、发热、压力和其他不常见的感受，是卷入肌肉紧张综合征的神经控制的身体部分感受到了这些感觉和疼痛。

神经就像连接大脑和身体所有部分的线路。它们传达来自大脑的命令信息，以使肌肉运动或者移动身体的各个部分。但它们也传达反方向的信息，把身体正在发生着什么的信息传递给大脑。举个例子，如果你用一个大头针刺自己，冲动会沿神经传导并告诉大脑有疼痛发生了。如果这条神经发炎或者这条线路的任何地方被损坏了，身体的那个部位就会感到疼痛，由此，这些信息就产生了。例如，如果坐骨神经经过臀肌的时候氧气缺乏了，那么腿部受坐骨神经控制的任何部位都有可能产生疼痛。因为坐骨神经几乎控制了整条腿，因此有很多种类型的坐骨神经痛。有时候，坐骨神经痛意味着整条腿的背面都在疼痛；有时则是腿的侧面疼痛；或者只是腿或者脚的部分疼痛——大腿、小腿肚前面或背面、脚面或者脚底。还有时候是大腿的一侧疼痛，然后又跳到脚上。偶尔有案例仅仅是腿部或者手臂某些部位的神经疼痛，而颈部或者背部是不疼痛的。

有一些病人，他们的腰椎神经上端卷入了肌肉紧张综合征，他们会感到大腿根、腹股沟或者腹部下面部分的疼痛。虽然生殖器官是受骶椎神经下端控制的，但曾看过一个病人，其患有由腰椎神经上端引发的阴囊和阴唇疼痛。本书第一章对背部上端和下端存在哪些神经有全面的描述。

将信息传送至大脑的神经纤维称之为**感觉神经纤维**。**运动神经纤维**则是反方向传送信息的，它们将来自大脑的信息传递给肌肉，引起肌肉收缩，产生运动。肌肉收缩意味着肌肉缩短，这就是身体活动的机制。当肌肉强有力并且持续收缩时，被称之为痉挛，就像我们前面描述的那样。肌肉痉挛是极度痛苦的，所以被界定为一种异常状态。

大多数神经，像坐骨神经，都是混合神经。也就是说，它们既包括感觉神经纤维，也有运动神经纤维。这就是为什么这些神经受到损伤或者发炎可能会导致感觉和运动失常的双重症状，但这也不是必然现象。在肌肉紧张综合征中，病人和病人之间有很大的差异。有的只有感觉神经方面的症状（疼痛、刺痛、麻木、灼痛、压力），有的则只是运动神经方面的症状（感到虚弱或者真的虚弱）——这种情况很少见，看到最多的还是感觉和运动症状同时存在。

肌腱和韧带

有很多人认为肌肉紧张综合征是神秘的，症状中最难理解的部分则是肌腱和韧带的明显卷入。肘部、肩部或膝盖的肌腱炎，经常在肌肉紧张综合征治疗过程中消失。这样的结果必然使得我们作出假设：肌腱和韧带疼痛是肌肉紧张综合征症状的一部分。如果是这样的话，那么疼痛又担负着怎样的生理警告呢？

通常，肌腱炎被假定是炎症的结果，但是根本没有证据支持这一假定。因为肌腱炎是肌肉紧张综合征的一部分，就会诱导人们去思考肌腱炎是缺氧导致的。虽然肌腱中没有血管，但它们是活组织，必须被供给营养和氧气。假设氧气缺乏也会导致肌腱和韧带疼痛是合理的。不管机制是什么，很显然，这些结构也被卷入到伪装机制中，用于大脑避免焦虑和愤怒的工作。更重要的是，我们要知道肌腱炎更多的是肌肉紧张综合征的一部分。

回顾

回顾一下肌肉紧张综合征的生理机制：开始于某些情绪

状态，这些情绪状态是嵌入在中枢神经系统的活动中的，特别是自主神经系统，结果导致局部血管收缩和某些肌肉、神经、肌腱和韧带的轻微氧缺乏。这种氧缺乏会导致疼痛（肌肉紧张综合征的基本表征），具有引发感觉异常（麻木、发麻）和诸如虚弱、肌腱反射能力改变等运动障碍的可能性。关于哪些肌肉、神经、肌腱和韧带会受到影响的细节信息，见第一章。

为什么大脑要选择将这些肌肉、神经、肌腱和韧带牵连进肌肉紧张综合征呢？在这个时代，这一问题似乎超出了我们的理解能力。实际上，可能是人类大脑进化到这一点时，我们还不能理解大脑的工作方式——大脑是如何理解和产生语言的，是如何思考和记忆的，诸如此类。理解肌肉紧张综合征的机制仅仅是人类大脑很多不可估量的功能中的一种。

虽然可能是一种学术兴趣，但确切地了解肌肉紧张综合征的生理机制不是绝对必要的。我们知道如何制止和治疗疾病，是因为我们知道它发生的真实原因。肌肉、神经、肌腱和韧带发生的化学和物理改变导致的疼痛和其他症状，都是大脑因心理原因引发出的结果。既然正常的生理改变会导致身体症状的产生，基于相同的原因，那么精确地了解这些组织正在发生些什么并不重要。就像我们在下一章中将要证明的一样，聚焦于肌肉紧张综合征的生理机制和症状表现实际上对肌肉紧张综合征的治疗是起反作用的，会使问题持续，而不是使问题缓解。

第四章

背痛，看招

当病人意识到疼痛时，必须清醒有力地将自己的注意力转移到心理事件上，比如担心的事情。这些心理事件会向大脑发送一条信息：不要再被疼痛蒙骗了。当这个信息到达意识深处和无意识层面，疼痛就终止了。

> 战胜背痛的秘诀并不是要挑战自己，而是要认识到生活现实和性格会产生大量的焦虑和愤怒。

早期历史

在过去的17年间，我对肌肉紧张综合征的治疗研究一直有新进展，这是对"疼痛症状是心理和身体交互作用的结果"这一明确的诊断理念的回应。当病人来找我时，我的自动反应是向他们解释正在发生些什么。与此同时，我对每个人采用物理疗法。我的理由是，这样的治疗没有危害。并且，我相信，既然是氧气缺乏导致了症状的产生，那么这样的疗法必定是有益的，因为我采用的所有治疗措施都是为了增加局部的血液循环。

随着时间的推移，一些有趣的事情发生了。我发现，大多数病情好转的病人都是那些接受"他们的疼痛是由情绪因素导致"的观点的人。那些对肌肉紧张综合征的诊断结果持怀疑态度的人，虽然积极地接受物理治疗，但是疼痛还是增加了。同样明显的是，物理疗法比另一些疗法更为成功。以这些发现为基础，本人最后总结出两种治疗理念：

1. 康复中最重要的因素是当事人必须意识到正在发生什么，换句话说，医生提供的信息是治疗这一疾病的"青霉素"。

2. 一些病人把物理疗法和（或）物理治疗师当成安慰剂反应。正如前面所说，安慰剂反应是好的，但效果只是暂时的。我们的目标是达成完全的、根本的痊愈。

安慰剂反应的效果很容易理解，但我困惑于"告知病人正在发生什么"这一做法显而易见的重要性——这是知识疗法，看上去根本没有作用。然而，我为它的疗效感到兴奋，而且，我的病人的治愈率显著提高了。另外，我最终有了这样一种感觉，那就是我知道正在发生些什么，尽管不能解释清楚所有的细节。这并不令人烦恼，因为毕竟我们正在处理大脑的一个进程，而大家对大脑是如何工作的知之甚少。

在这一时期，我和一个有才能的物理治疗师团队紧密合作。他们已经掌握了肌肉紧张综合征的所有资料，并将他们的物理治疗和探讨肌肉紧张综合征包含的心理因素相结合。他们代替我像物理治疗师一样发挥作用。在后来的治疗工作中，停止使用物理疗法对我来说是一个痛苦的决定，因为我是如此欣赏这些出色专家们的工作。

同样是在这些年间，我与腊斯克康复医学研究所的一个心理学家小组建立了亲密的工作关系，这种关系一直延续到今天。我从他们那里学到了很多心理学知识，他们在需要经过心理疗法才能好转的病人的治疗过程中起到了重要作用。实际上，我们合作无间，更像是一个工作团队。

1979年，可能比我应该那么做要晚一些，我开始将病人组成团体进行讲座讨论。一年一年过去了，我越来越明显地发现教授病人肌肉紧张综合征的知识是关键的治疗因素。偶尔，我会接触到已经接受精神分析或者心理疗法很长一段时间但疼痛症状依然存在的病人。因此，很显然，心理的领悟不足以阻止肌肉紧张综合征。直到病人掌握了肌肉紧张综合征的要素，疼痛才会消失。开始有四个课程，每个课程一小时。慢慢地，我们发展成两个两小时的课程：第一个两小时用以介绍肌肉紧张综合征的生理机制和诊断，第二个两小时用于介绍肌肉紧张综合征的心理机制和治疗。这个课程的目的很清楚——既然关于肌肉紧张综合征的信息对于病人康复如此重要，那么他们必须很好地学习和掌握这部分知识。更确切地说，是让病人明确地知道他们没有哪些症状（所有的结构性诊断），以及他们真正有哪些症状（肌肉紧张综合征）。从医学的严格角度来说，肌肉紧张综合征是无害的，因此他们根本不用担心身体会发生什么病变。所有的禁忌和忠告都是不必要的。实际上，正是什么都不能做的恐惧才产生了各种症状，比如疼痛、虚弱等。

当今的治疗理念

如果疼痛的目的是将一个人的注意力集中到身体上，那么通过这些课程,病人能够忽视身体的症状,转而思考心理的情况。如此说来,我们是不是制造了无用的疼痛症状?

这有点像打开暗箱。人们如果意识不到疼痛其实是在起分散注意力的作用,那么疼痛就会一直持续下去,不被打搅。一旦深刻地认识到这一点(必须深刻地认识到这一点,因为仅仅是思维上接受这一过程是不够的),那么骗局就不再起作用了,疼痛就会停止,因为再也没有疼痛的需求了。这就是信息发挥了作用。

下面的例子清晰地说明了这一点。它是在心理的器官——大脑里。在那里,不受欢迎的情绪产生了,因此箭头射向了右边。

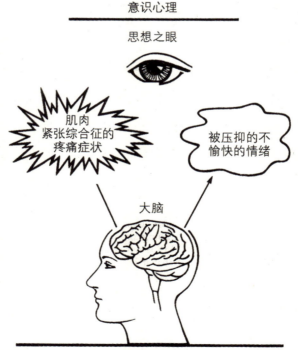

肌肉紧张综合征是如何将注意力从情绪转移到身体上的

这在第二章关于肌肉紧张综合征的心理机制中介绍过。情绪笔直向意识心理射去，或者称做"思想之眼"。为了阻止意识心理觉察到那些被压抑的、保存在无意识层面的不受欢迎的情绪——这时，心理中一定有什么事物是可怕的，它们不愿再被压抑，试图到达意识层面——防御机制是必须的。从心理学角度来说，防御是任何可以分散意识层（思想之眼）对被压抑情绪注意的事物。因此大脑创建了肌肉紧张综合征，箭头射向了左边。现在，人们必须注意肌肉紧张综合征所有丰富的表现，并且可以避免经历那些处在右边的消极感受。

　　这个例子对于理解"为什么一个人可以通过学习肌肉紧张综合征就可以消除它"特别有用。如果我能够让意识层相信肌肉紧张综合征不严重。不值得引起它的注意，那么疼痛自然便会减轻。把肌肉紧张综合征看做骗局、伪装更合适，相对于恐惧肌肉紧张综合征，人们更应该奚落它。并且，大多数结构性诊断都是无效的，唯一值得引起人们注意的是那些被压抑的感受。我们将使肌肉紧张综合征失效，它将不再有能力吸引意识层的注意，防御失败，则意味着疼痛终止。

　　如果所有的这一切听起来像脱离了科学范围或者格林童话，我只能说它有作用，而且在过去的17年间已经治愈了几千人。

　　这里有一个引人注目的故事可以证明这一点。一个乡下女人参与了这个项目，收效很好。接受课程之后的短短几周之内，她的疼痛消失了。并且，她重新开始所有旧活动，包括打网球和跑步。在完成治疗程序九个月后的一天，她出去跑步，在一个新的部位产生了疼痛——她的一边臀部的外侧，这是肌肉紧张综合征的又一个表征。之后，她告诉了我这段经历的细节。

她去看了当地的医生，医生说她臀部患了滑液囊炎，并让她照了X光、打针和吃药。她承认，这之后的三周都非常疼痛，打针、吃药都没什么作用。当她打电话告诉我这一情况时，我狠狠地斥责了她的愚蠢做法。她说，挂掉电话后站了十几分钟才反应过来。并且，她疯了。她真的对自己很生气，尤其是自己的大脑招来的愚蠢行为。最终，她静下来，与她的思想进行了一场谈话。两分钟之后，疼痛就完全消失了，并且再也没有复发。迷惑于疼痛消失的速度如此之快，她开始再次慢跑，全神贯注于真正的问题——运动时怕伤害自己的无意识的焦虑。

这个故事的要点在于，信息是关键因素，之所以起效这么快，是因为她通过我们的课程已经整合（深层次的接受）了肌肉紧张综合征的各种概念。如果她从来没有了解过肌肉紧张综合征，疼痛不会立即消失。但是，她了解并已经完成了所有课程项目。当意识到臀部疼痛是肌肉紧张综合征的又一表征时，疼痛就消失了。因为，它作为一个合情合理的身体疾病不再能成功地抓住她的注意力了，并且不再能将她的注意力从她的情感世界分散开来。

但你可能会问："为什么她患有周期性疼痛？"

在肌肉紧张综合征中，疼痛的出现总是意味着受压抑的消极感受的出现,像焦虑和愤怒。

"但是你的治疗程序是假定阻止这类事情发生的,为什么还是发生了呢?这又是怎么回事呢?"

事实是,这个女士在新的部位出现的疼痛告诉我们,她的大脑依然试图使用肌肉紧张综合征掩藏受压抑的感受。我跟她讨论这件事情,并且,我们都认为如果疼痛再次发生,去做心理治疗会是一个明智的选择。

虽然这个主题在心理机制一章中已经讨论过了,但在这里重复一下也无妨——关于这些被压抑的情绪最终是什么样的命运。大脑中有一种反作用力,那里一定有一种力量(我想不出更好的词)试图将这些被压抑的情绪带到意识层面来,不管它们的内容是否让人愉快。如果它们是无意识的,并且命中注定要被保持在无意识中,那就没有必要存在一种像肌肉紧张综合征这种转换注意力的过程。肌肉紧张综合征的存在表明,一定有什么东西试图将这些消极情绪和感受带到明处。人们可能会说这是在循环论证,但心理学界有一个强有力的证据:人们显示了广泛类型的行为,这些行为是用来允许人们避免不愉快或痛苦的情绪经历的。一个经典的例子是细菌恐惧症。一个被细菌所困扰的人一天要洗100次手。有人可能称之为强迫行为,但是,是对细菌的恐惧导致了洗手强迫。像这样的不合理行为,很长一段时间以来,人们已经认识到这是一种替代,是人们对不能处理的、强烈的、无意识的感受的一种替换,因此才会全神贯注于细菌。

肌肉紧张综合征具有同样的作用，通过它，将人们的注意力聚焦在身体上。各种其他的身体疾病，比如紧张性头痛、偏头痛、花粉热、湿疹和心悸都是这样一个作用，只是换了一个新名称而已。

治疗策略

治疗程序依赖于两点基础：

1. 获得知识，洞察这一疾病的性质。
2. 奉行这些知识，并因此改变大脑的行为能力。

心理学的思考

因此，我必须学习肌肉紧张综合征的所有知识——究竟是什么导致了疼痛，哪一部分脑区与此有关，所有这些信息，在肌肉紧张综合征的生理机制和表征章节中都已经表述过了。然后，我回顾了这一疾病的心理机制，事实是，在我们的文化中，所有人都倾向于制造愤怒和焦虑，因此也使很多人有了强迫和完美主义倾向。接下来，必须要做的是养成从心理角度思考问题的习惯，代替从生理角度思考的旧习惯。换句话说，我建议病人：当他们发现自己意识到疼痛时，必须清醒有力地将自己的注意力转移到心理事件上，比如他们担心的事情、长期的家庭或经济问题、反复出现的刺激源、心理范畴内的任何事情。因为这些心理事件向大脑发送了一条信息：它们不再被疼痛蒙骗了。当这个消息到达意识深处和无意识层面时，疼痛就终止了。

这涉及到重要的一点。当然，每个人都希望疼痛立即消失。病人经常说："好吧，我很清楚你在说什么——为什么疼痛没有停止？"

埃德娜·文森特·默蕾（Edna St. Vincent Millay）（她是美国历史上第一位得到普利策诗歌奖的女性，才气逼人）一首诗的最后一行解答了为什么疼痛没有快速消失的问题：

可惜我的心学习得很慢

快速的意识总是注视着方方面面

如果我们用"潜意识"代替"心"一词，那么这点就很明确了。意识思想是敏捷快速的，它能够快速地抓住和接受事物。潜意识是缓慢的，深思熟虑的，不会快速地接受新观念并做出改变。毫无疑问，这是一个好事情。如果潜意识不具有这些特点的话，人类就会变得非常不稳定。然后，当我们想要快速地改变事物时，要对行动迟缓的潜意识有耐心。

那么，我们需要等待多久，疼痛才会消失？虽然我不习惯谈论集体的数字，但是经验表明，大多数患者在课程之后的2~6周，他们大多数的症状会得到解决。然而，这里需要提醒的是，如果病人数着天数和周数，或者在期待疼痛消失但疼痛依然存在时变得沮丧，康复的时间就会拉长。人类不是机器，很多因素都会改变康复日期，如被压抑的情绪有多强烈、多年来累积的恐惧有多少、他/她对放弃结构性异常导致疼痛的诊断的准备如何，等等。

跟你的大脑交谈

另外一个有用的策略乍一听很愚蠢，但是很有价值——鼓励病人与他们的大脑交谈。因此很多病人说，他们这样做了之后都有不错的效果。因此，现在，这成了我的常规建议，尽管一直都觉得这条建议有点愚蠢。我现在建议大家正在做的是用有意识的谈话代替无助的感受，打破被唬住的受害者的身份。在患者中，这些情况很常见。人们坚持自己的主张，告诉大脑他不再容忍事件引发的这种状态——然后，起效了。病人说，这样做了之后，他们能真正消除疼痛的症状。前面提到的妇女就采用了这个策略，疼痛很快就停止了。这是一个非常有用的策略。

恢复身体运动

也许，病人必须做的最重要（但也是最困难的）的事情是恢复所有的身体运动，包括最剧烈的运动。这意味着战胜对弯腰、提举、慢跑、打网球等运动和其他一百多个日常身体活动的恐惧情绪。这意味着忘却所有的胡说八道：关于你应该如何正确地弯腰、提举、坐、站、躺在床上，哪种游泳姿势是好的，哪种是坏的，你应该使用哪种椅子或者床垫，或者你应该穿哪种鞋子、胸衣或背带裤，以及其他很多的医学谬论。所有的这些，都是错误的导向。

在一个有着中世纪的观念——结构性破坏和损伤是背部疼痛的基础——的国家，各种健康法则都对背部感兴趣。结果，这成功地使一大批人局部丧失能力。虽然可能很难，但是每一个病人都必须通过战胜他/她的恐惧，重新恢复所有日常身体活动。人们这么做，不仅仅是为了过回正常人的生活——虽然过回正常人的生活本身就是一个从身体和心理上都非常好的理由，更是为了将自己从对身体活动的恐惧中解放出来。这通常比用疼痛将人们的注意力集中在身体上更为有效。这就是肌肉紧张综合征的目的，使得意识不去关注情绪事件。正如当代伟大的哲学家史努比（Snoopy）所说："没有任何事情能像疼痛一样，一点点的疼痛就能让你的意识离开你的情绪问题。"

我现在相信由肌肉紧张综合征所引发的身体限制比疼痛更值得重视，因此，身体限制是最需要紧急处理的，病人最终要战胜它们。如果病人不能战胜它们，那么疼痛注定是要反复发作的。关于对背部疼痛的偏见已经提到过了。患有这些疼痛的人们对身体特别是背部下端运动的无处不在的、弥漫性的恐惧，促使我建议使用一个新词——身体恐惧症。在持续性的背部下端疼痛中，这是一个有力的因素。

顺便说一句，值得注意的是，恢复正常身体运动的建议，包括最剧烈的运动，在过去的17年间已经提供给了大量的病人。事后，我没有听到一个病人说采用这一建议之后加重了背部问题。

我建议病人在疼痛显著减轻或者对肌肉紧张综合征的诊断很有信心时，开始恢复身体运动的过程。贸然地开始只能意味着他们可能导致疼痛，吓到自己和减慢康复进程。病人通常习惯于预先想象伴随身体运动会产生疼痛，因此，一定不要挑战这个已经建立了的程序化的模式，要直到他们在诊疗中积累了一定的信心之后才能开始。

我有一个35岁的律师病人，其在这点上有过有趣的经历。他太平无事地完成了治疗程序，短短几周之内就脱离了疼痛，并且可以做任何事情，但除了一件事。他害怕跑步。后来，他向我解释说，跑步对后背不好——这是多年来占据他头脑的观点，因此没有勇气去尝试。虽然，他可以做很多比跑步更用力的事情。差不多一年以后，他认为这种想法是愚蠢的，并且准备跑步。现在，他处在一个十字路口，是应该继续跑步还是保持现状？他想听我的建议。不幸的是，我在休假，因此他必须自己作决定。明智的是，他决定抛开束缚。他持续跑步，同时也持续受伤。然后，一天晚上，背部上端的一阵尖锐疼痛把他从睡梦中惊醒，但是背部下端的疼痛消失了。因为知道在康复过程中肌肉紧张综合征经常转移向不同的部位，他断定自己差不多胜利了，事实上的确是。两天之后，背部上端的疼痛也消失了，从那以后，他的背部上端或者下端的疼痛再也没有复发。

终止所有身体治疗

痊愈的另外一个关键是必须放弃所有形式的物理治疗。我开始诊疗肌肉紧张综合征之后的很长一段时间,都没办法不开设物理诊疗,直到从业十二三年之后才做到。我花了很长一段时间,才完全打破所有在学校里习得的医疗传统。从概念上说,物理治疗是对我们发现的治疗这一问题的唯一理性方法的否定。我们唯一理性的方法是,通过教授有关肌肉紧张综合征的知识,从而让肌肉紧张综合征不再发挥其本有的作用,因为,这一过程开始的地方在大脑里。进一步讲,很显然,一些病人把自己的所有信心都寄托在物理治疗(或者物理治疗师)上,并且得到的是安慰治疗,但这意味着他们迟早会再次疼痛。原则上来说,人们必须放弃对疼痛或者疼痛治疗的任何结构性解释,否则症状就会持续。控制、激发、练习和针灸,所有这些都是以可以通过某种物理方式治疗的身体疾病为先决条件的。除非否定整个概念,否则疼痛和其他症状将会继续。

当病人接到"停止他们被教导做的背部锻炼和伸展"的建议时,通常都很震惊。但是,为了让大脑坚定什么是重要的,这一举措是必须的。为了身体健康的锻炼另当别论,这样的锻炼,我们是积极提倡的。

回顾日常提醒

这是一个重要的策略。但是，人们必须小心不能让其成为一种形式。病人收到治疗的十二条关键思想的清单，并被建议每天至少一次拿出十五分钟时间放松并且安静地回顾这一清单。这清单也可以称之为日常提醒。

- 疼痛是由肌肉紧张综合征导致的，而不是由结构性异常引发的。
- 疼痛的直接原因是轻微的氧气缺乏。
- 肌肉紧张综合征是一种无害的疾病，是由我的被压抑的情绪导致的。
- 主要的情绪是我的被压抑的愤怒。
- 肌肉紧张综合征的存在仅仅是为了将我的注意力从情绪上分散开来。
- 既然我的背部从根本上来说是正常的，那么就没有什么事情好恐惧的了。
- 因此，身体活动并不危险。
- 并且，重新开始正常的身体活动。
- 我不会为疼痛忧虑，也不会被疼痛吓到。
- 我会将我的注意力从疼痛转移到情绪主题上。
- 我不倾向于被我的无意识思想所控制。
- 我必须在所有时刻都从心理角度思考，而不是身体的角度。

在第二个课程讨论的最后部分，假定关于肌肉紧张综合征的信息已经被理智地加工了。然后，病人被鼓励去给这些信息一次"被吸收消化"的机会。这些信息被整合，并要被无意识层面所接受。因为意识层面的接受，虽然作为第一步很关键，但不足以取消肌肉紧张综合征。病人被指导2~4周的时间，然后打电话给我，如果他们没有完成足够的进展，我或者安排他们来我的办公室见面，或者让他们加入一个小团体会议——这个会议的成员都是跟他们一样的病人（取得了一点进展，或一点进展都没有）或是疼痛在消失了几个月或者几年之后复发的那些病人。

追逐会议的小群体

第一件事情，是要弄清楚病人是否理解和接受肌肉紧张综合征的诊断。让我们来看一个假定的病人，一个55岁的商人。他来参加会议是因为参与了课程之后症状一直没有改善。下面是一些可能的原因：

1.他接受了这一诊断的90%，但依然对CT扫描或者MRI诊断出的与疼痛有关的腰间盘突出保有关注。

2.他发现很难仅仅通过一个教育课程就能消除症状。

3.他接受了这一诊断，但提不起勇气开始身体活动。

像这样的心理是妨碍肌肉紧张综合征治疗的，因为这个人依然把他的症状作为身体疾病在理解。只要他全神贯注于他的身体正在发生什么，不管用什么方式，疼痛都会持续。他对诊断的信心必须增加，直至他能够接受患有肌肉紧张综合征的事实。

坐在他隔壁的是一个30岁的家庭主妇——妻子和妈妈。她告诉我们，课程结束后，没有改善，但她并不惊讶，因为她的生活一如既往地紧张忙碌。她持续劳累和疲惫，并且从来不觉得自己做得如想象的那般好。

需要指出的是，作为一个完美主义者，她的疼痛症状永远不会终止，因为她总是有很多事情要做。但是，战胜肌肉紧张综合征的秘诀并不是挑战自己，而是要认识到她生活的现实和性格组合在一起导致产生了大量的焦虑和愤怒就可以了。

是的，有愤怒。她可能从来没有认识到这个事实，虽然她热爱自己的三个女儿，但在她们向她提出各种要求的同时，她是生气的。她可能潜意识地对孩子们抱有怒气——这个观点是超出她的经验的。当她理解到治疗方法是了解这一不被接受的潜意识感受时，疼痛就会消失。

在这之后举手的是一个45岁的建筑工头，三年前他参加了治疗课程，效果很好。治疗之后直到上周，一切安好——没有疼痛，没有身体活动的约束，没有任何问题。然而，出乎意料地，他患上了严重的背部下端痉挛，并且现在疼痛得厉害。如果没有学习过肌肉紧张综合征治疗课程，他肯定会被吓坏。但是他不能理解为什么会出现这一症状。

"最近你的生活中发生什么事情了？"我问他。"没有什么特别的事情，"他说，"我的妻子很好，孩子们也很乖，我们没有任何健康或者经济问题。"但是严重痉挛的出现意味着一定有什么心理事件发生了，因为肌肉紧张综合征是情绪晴雨表。因此，我继续询问，最终发现，是工作上出现了一些问题，他与受他监管的一个人之间存在一些麻烦，并且经常受到上司的指责。

他说："没有什么事情是我不能处理的。"但是，他没有认识到，虽然他"处理了事情"，可在这一过程中也产生了大量的焦虑和愤怒。意识层面之下总是有重要的情绪活动在进行，并且，我们没有方法了解这一进程，除非从经验中已经学会了怀疑和预见这一进程。

他离开会议的时候，对情绪的内在工作模式有了更清楚的了解。当他下一次遭遇压力情境的时候，背部疼痛会减轻并且有可能会去思考自己的内在反应。

实践证明，小团体会议是一种有效的治疗方式。病人不仅能获得对他们自己处境的理解，而且能从他人的经验中获益。知道有人跟你一样在经历着同样的事情总是令人安心的。这些会议同样给了一个去判定哪些病人可能需要心理治疗的帮助的机会。

心理治疗

虽然我们的病人中约95%的人没有经过心理治疗就完成了治疗程序，但有一些病人还是需要心理治疗的帮助的——这只是意味着他们有更高水平的焦虑、愤怒和受压抑的感受。并且，他们的大脑不愿意放弃这种不需要挣扎就能隐藏这些消极感受的简便策略。当某个人告诉我他在接受这一诊断上存在问题时，我怀疑对于放弃肌肉紧张综合征，他的潜意识中存在阻力。

我记得一个病人，他说当开始意识到这些长期受压抑的感受（通过心理治疗）时，这些感受是如此的痛苦和令人恐惧以致他应付得很吃力。

这些人并没有患上心理疾病，这些人过着正常和丰富的生活，但是他们的潜意识中背负着自己从未意识到的情绪包袱。有时候事情发生在童年，却让人们积聚了大量的不满和愤怒，但这些感受被深深地掩埋了，因为它们是如此的可怕或者不被社会所接受。因此，这些感受都不被允许进入意识层面。正如前面说过的一样，这种压抑消极情绪或感受的倾向在人类中是一个普遍现象，我们所有人在一定程度上都会这样做。这不是神经过敏——或者，我们所有的人都是神经质。

但对于一些人，比如童年时期受过虐待的人，受压抑的感受或情绪是非常强烈的。对他们来说，帮助他们认识到这些情绪在哪里以及学会如何处理这些情绪是必要的。这就是心理治疗的作用。

非常不幸的是，社会依然轻视人们对心理治疗的需求，心理治疗也未得到该有的地位。社会对心理治疗的常见感受是：任何需要心理治疗的人都是虚弱和没有竞争力的。隐藏受压抑的情绪与人们的力量或者心理能力无关。但是在美国，我们对于这一问题是如此的无知。并且，如果一个人曾经做过心理治疗，那么他/她实际上就会被排除在政府职位之外。

这是我个人的偏见，如果每个竞选政府职位的人都被要求做一定的心理治疗，那么，我们每个人就能获得更好的管理服务。

关于心理治疗在我们治疗程序中的需求，有两件事情需要强调：仅仅5%的病人会要求进行心理治疗；成为这5%中的一员并不是丢脸的事情。

我非常赞赏完成我们治疗程序的人们。在他们好转之前，必须战胜一些比较重要的阻碍。其中之一就是遭人怀疑，有时甚至遭遇嘲笑和奚落。另一个是忠诚的告诫——通常来自家庭成员——要小心这些告诫（不要提举，不要弯腰，记得穿上你的紧身胸衣）。因为这个原因，我鼓励所有家庭成员参与治疗课程，这样他们就不会暗中破坏治疗进程。

对病人来说，最大的问题之一是通过学习课程建立驱逐这一身体疾病的信心。这种事情完全在人们的医学经验之外，我的工作就是让他们相信这一疗法可以做到。

追踪调查

一个重要的信心建构者是事实：大多数完成治疗课程的人已经康复了。1982年，我们对177个病人做了一项追踪调查，他们是在1978和1981年间接受治疗的。76%的病人过着正常的生活，没有疼痛或者仅有一点疼痛。最终，8%的病人疼痛状况改善了，16%的病人没有改变。这些病人中有些人并没有从课程中获益，而且，在很多其他方面，当时的课程并不如现在这般精密。

1987年，我们又做了一个类似的追踪调查，这一次选择的调查病人都是做过CT扫描的，被证实为腰间盘突出，并且在1983年到1986年间接受过肌肉紧张综合征治疗。这次，88%（96个病人）的病人成功了，10%的病人状况得到了改善，只有2%的病人没有改变。

直到最近，著名的新闻记者托尼·施瓦兹（Tony Schwartz）才在他为《纽约》杂志伯尼·西格尔（Bernie Siegel）博士专栏写的一篇文章中提及1986年他被成功治愈。然后，他将这一治疗程序介绍给了40位病人，这些病人接受治疗之后，39个人解除了疼痛。对此，我称之为托尼·施瓦兹迷你剧。

一个年轻的同事，迈克尔·信诺（Michael Sinel）博士，目前是洛杉矶西奈医学中心物理治疗主管的助手，曾经做过这方面的诊断，并且治疗了大约50个病人。他的工作是值得注意的，因为他的病人中有些人并不以为然地接受紧张导致疾病的观点，这让他的工作变得更加困难。无论如何，依据这本书中确切说明的基本概念，他的初步数据表明，75%的病人获得了非常好的解决方案，90%的人有了明显好转。

我邀请我的同事参与医学讨论会，去观察肌肉紧张综合征治疗课程，并且欢迎我们之外的组织对这一治疗程序的效果进行调查。和我的调查结果一样，让人印象深刻的统计数据必定会引起医学团体的质疑。

有理由相信，这样的统计数据会让人喜欢，因为现在在参加诊疗程序之前，我会访谈病人，目的是劝阻那些不接受这一诊疗理念的病人参加。事实上，只有很少一部分背部疼痛的人会完全接受这一诊疗理念。并且，治疗不能够接受肌肉紧张综合征诊断的人是一件浪费时间和精力的事情。

一些评论家曾经说我获得如此好的结果是因为我只接受相信我的理念的病人。的确，我只能治疗比较接受这个观点的病人，他们要为自己的疼痛负责。即使如此，当我第一次见到病人时，他们大部分人依然持怀疑态度。我的工作是用诊断的合理性让他们深信，只有了解到情绪的作用，我们才能让大脑停止它正在做的事情。这不是相信——而是学习。

是不是外科医生给病人做手术就没有治疗风险了呢？我应该比一个外科医生更少地被选择吗？

另外，一个来自我的同行们的常见批评是——因为我们经常谈论批评意见——我做出的"大多数颈部、肩部和背部疼痛症状都是由肌肉紧张综合征导致的"这一断言太过火了。"他大概对了30%~40%。"他们说。

如果30%~40%的背部疼痛的病人患有肌肉紧张综合征，那么为什么这些批评家自己从来没有做出过肌肉紧张综合征的诊断呢？

可悲的事实是他们不能，因为这意味着否定长期持有的诊疗偏见，并且承认情绪在这些疼痛症状中的作用——而这对他们来说很难做到——借用西弗吉尼亚的伯德参议员的说法。

这些治疗结果是诊断精确性和治疗程序有效性的仅有的可靠证据。实际上，很多人是从治疗成功的病人那里知道这种疗法，然后慕名而来的。这在医学界并不新鲜，最好的推荐源依然是被成功治疗的病人。

应该强调的是，我不认为一个人已经被成功治愈，除非他/她已经消除了显著的疼痛（随着岁月的流逝，每个人都会患上一点疼痛），并且能够没有恐惧地从事无障碍的身体活动。正如前面所说，对一个有着长期疼痛问题的人来说，对身体运动的恐惧可能比疼痛更让人无力。实际上，我看过的每个人都曾经是恐惧的囚犯（害怕伤害自己，害怕带来新的疼痛），而这一恐惧比疼痛本身更能将人们的注意力聚焦在身体而不是情绪上。我们的工作就是将他们从无处不在的恐惧中解放出来。

我自己不断地寻找发现这一信息被接受的各种方法。某些句子可以触动一些人，而对另一些人则不起作用——因此，我使用下面的所有句子：

"我们正试图阻止你的身体对你的情绪做出身体反应。"

"我们希望你学会向你的潜意识发送信息。"

"信息是治疗这一疾病的青霉素。"

"这一治疗方案是明智的。"

"知识就是治疗方案。"

"直到现在,你的无意识思想一直是被控制着的,我准备教你怎样用意识思想接管它。"

"跟你的大脑谈话。"

"肌肉紧张综合征是你的思想跟你玩的一种诡计,不要被它欺骗了。"

"肌肉紧张综合征是被设计的一种杂耍,为了将你的注意力从正在发生的情绪事件中分散开来。"

"症状是为了掩盖心灵中正在发生的事情的一种表演。"

"你的脊椎的大多数结构性改变都是自然发生的。"

"大脑不想面对被压抑的愤怒,因此大脑试图逃离它。"

"通过嘲笑或者忽视疼痛,你是在教导大脑发送新的指令给肌肉。"

"我们会帮助你用手握住达摩克利斯剑(古希腊的传说,表示时时刻刻存在的危险),而不是让它割破你的喉咙。"

我特别感激一个病人,诺玛女士(Ms. Norma Puziss),她在完成治疗程序后将下面的诗文赠给了我。现在,这首诗是课程讨论的常规部分。

> 从心理的角度思考,而不是身体,
> 　　一个最受质疑的想法。
> 　　　　没有人会猜到,

情绪被深深地压抑，

未曾提及。

肌肉紧张综合征，

没有什么好害怕的！

潜意识，你听到了吗？

你全神贯注于痛苦，

是背部疼痛患者的祸根。

转移一个人的注意力，

以掩盖潜在的紧张。

你的秘密过时了，

你丧失了你的影响。

因此放弃它，放弃——

肌肉紧张综合征是无害的！

是我在掌控，而不是你。

我获知我必须——

从心理的角度思考，而不是从身体的角度思考。

我确定这首精彩的小诗已经帮助了我很多病人，因为它是如此准确地捕捉到了肌肉紧张综合征治疗的基本思想。

既然感到自己是一个受害者和没有控制感是肌肉紧张综合征病人的特点，那么，治疗程序必须帮助他们放弃这种强烈的感觉——通过指出疼痛源是一个无害的过程。我鼓励病人养成轻视疼痛的态度，以代替胁迫的强烈感觉。这是向潜意识发送了一个消息,将注意力保持在身体上的策略将要失败了——这意味着疼痛的消失。

人们提出的问题

一个更难领会的概念是:一个人不必从生活中消除紧张的事实。

人们问:"如何改变我的性格?并且,我应该怎样阻止产生焦虑和愤怒?"

如果这些是康复的先决条件,那么我的治愈率会是零。不是改变一个人的情绪,而是认识到它们的存在。并且,大脑一直在通过疼痛机制试图不让人们意识到它们的存在。这是理解为什么知识就是有效治疗的关键点。

"你怎么知道你采取的治疗措施不是一种安慰剂?"

好问题——关心我的人经常这么问——这是因为安慰剂反应是要绝对避免的。安慰剂治疗几乎总是暂时的,而我们是在寻求疼痛的永久解决之道。因此,我们不会满足于一个安慰剂治疗,这是再正常不过的事情。接受各种物理疗法的人,在几天之内会感觉好一些,然后需要接受另一次治疗。这个结果是必然的,因为他们从来没有克服掉对身体活动的恐惧。我知道,肌肉紧张综合征治疗程序不会导致安慰剂反应的一个原因是,几乎所有的病人都永久性地解除了症状。

第二个原因是，安慰剂效应是建立在盲目信赖的基础上的，并且，病人对所得疾病和治疗理由仅知道一点或一无所知。他们只需要信任治疗医师就可以了。运用于肌肉紧张综合征治疗之中的教育课程，正好与此相反。我教给病人关于这一疾病的我知道的所有知识，鼓励他们问问题，积极寻找诊断的合理性和一致性。他们的康复依赖于信息，关于意识的信息。在整个康复过程中，他们是积极的参与者。这绝对不是安慰剂反应。

我们做的不是安慰剂。也许，最令人信服的理由是有很多病人得到了康复。因为《心理战胜背痛》一书的出版（这本书的前身），很多人反馈说仅仅通过阅读这本书就永久地解决了疼痛。这里没有人为的影响，没有医生对病人的干预，只是清晰、纯粹的信息。同时，我们也从中领悟出是什么消除了肌肉紧张综合征。

"为什么把停止使用物理疗法作为你治疗程序的一部分？"

这在前面的章节中已经提到过了，但这里还是要再说明一下。正如前面已经说过的一样，任何物理治疗都可能是一种安慰剂，包括身体疗法。并且，我们努力避免这一情况，是因为这样的治疗效果是暂时的。但还有一个更敏感的原因——我试图让人们停止关注自己的身体，并且开始从心理的角度思考疼痛症状，如果再采用身体疗法，不是与我自己的治疗策略自相矛盾吗？我花了很长时间才意识到这个问题，并鼓起勇气停止使用身体疗法，因为毕竟我也像其他人一样被教导这样的疾病要依赖于身体治疗。现在，我只是努力地记住开始"纯粹的治疗"是多么困难，因为要完全地依赖于教育课程。事实上，要强调的一点——也是基于同样的原因，我命令病人停止做所有的用来保护或者帮助背部的锻炼。任何将注意力聚焦在疼痛区域的事情人们都不能做。

同样的，病人被教导说，并没有什么弯腰和提举的正确方法，他们不需要避开柔软的椅子或者床，紧身胸衣和领子是不必要的。而且，通常的民间传统中对于背部疼痛的大量忠告和禁忌都是无稽之谈，因为肌肉紧张综合征是无害的疾病，并且背部并没有结构性的损伤。奔跑对于脊椎病没有坏处，虚弱的腹部肌肉并不能导致背部疼痛，强健的背部肌肉也不能阻止背部疼痛；弓着背完全没有问题，自由泳和蛙泳也无妨。人一直在直立行走（现代人及祖先已经这样做了差不多三四百万年），一条腿短一点儿也不会导致背部疼痛，人们可以继续不停地走。

"我如何判断肌肉紧张综合征和过度使用未锻炼过的肌肉带来的疼痛之间的区别？"

这很容易。当你做了平常不做的身体运动，第二天早晨醒来时，胳膊和腿都会很疼。这些疼痛是好的，而且通常隔天就会消失。肌肉紧张综合征的疼痛总是严重的，而且不会很快消失，或者根本不消失。

"我能做那种锻炼？"

当疼痛已经减弱，人们可以做任何事情，越积极越好。

显然，人们只有在咨询了他们的医生之后才能遵循一个积极的常规。但是，关键点在于，进行锻炼应该是出于常规健康的原因，而不是为了背部。

"假定我背部下端的疼痛消失了，而颈部和肩部开始疼痛。我该怎么做？"

我对病人的常规建议是给我打电话，这样我们可以讨论疼痛转移意味着什么。在治疗过程的早期阶段，大脑有可能试图将肌肉紧张综合征安置在颈部、肩部、背部或臀部的其他地方。让大脑放弃这一从情绪上转移注意力的方便策略很难。必须警告病人这一情况可能会发生，但他们不必害怕，也不要沮丧，只要将同样的治疗原则运用到新的疼痛区域就可以了。我提醒他们，肌肉和骨骼系统并不是大脑建立转移机制的唯一地方。大脑可以在胃肠道、头部、皮肤、泌尿生殖系统做同样的事情，并且可能伴随着紧张或者偏头痛。大脑可以在身体的任何器官或者系统上导致损害，因此人们必须警惕。如果一个新的症状发生了，我会建议我的病人去咨询他们的常规医生，但要让我知道这一新的情况，因为有可能是肌肉紧张综合征的又一个表征。比如，胃溃疡必须用恰当的药物进行治疗，但更为重要的是要认识到它们起病于紧张因素。

"如果从现在开始，我患上了6个月或者1年的周期性疼痛，怎么办？"

我建议病人立即打电话给我，以方便我们可以迅速地寻找这一症状的心理原因。这通常意味着要参加一个小组会议，或者来我的诊所。

"催眠怎么样？催眠是让你的大脑做你想让它做的事情的好办法吗？"

如果只是为了暂时让大脑做想让它做的事，催眠的确是个好办法，但我们正在寻求永久的治愈。斯坦福医学院最近做的一项研究，发表在《美国精神病学杂志》上，很好地证明了在一些病人中使用催眠能够显著减轻疼痛。如果你在治疗疼痛，那么这是可取的，比如患了癌症的病人。但我告诉病人，我不是在治疗疼痛——那只不过在治疗表面症状，是非常肤浅的医学。我要治疗的是导致疼痛的根源疾病，穷尽所有的知识。催眠是不能达到根治疼痛的目的的。

这由此转到一个我不愿讨论的主题——也是让我疼痛的话题——但我们必须讨论，因为它的重要性。它与在过去的20年间全国研究的几百种疼痛中的"慢性疼痛"如何治疗有关。

最基本的原则，首先被一个非医生人士确切地指出——慢性疼痛是一个分离的疾病独立实体，一些持续的结构异常的疼痛的夸大是由于病人从疼痛中"再度获益"导致的。这就是说，疼痛带给他们一些心理上的好处。理论上说，病人习得这一行为是因为这是医学系统、家庭和朋友所鼓励的。我们设计治疗程序阻止这一行为的产生，方法是奖励无痛苦的行为和惩罚相反的行为。心理学专业的学生可能发现这些观点来自于斯金纳的工作——他因为证明这种类型的条件作用而广为人知。

条件反射的著名理论宣称人类是可以被条件化的。在将斯金纳的原则运用于人类时，必须非常谨慎。我经常从病人中发现再次获益的原理，但没有办法不让最主要的心理因素起作用。因为"再度获益"是如此的重要以致忽略了真正的问题——所有类型的被压抑情绪——并且会制造一个与不能识别疼痛的真正心理机制同样坏的错误。

正是由于这个原因，这些疼痛治疗有时候能帮助他们的病人，但却不能真正治愈。

"肌肉紧张综合征治疗程序是人类身体有一种自愈力，或者身体有能力去治疗自己的例子吗？"

从某种意义上说当然是。但从另一个角度来看，它超出了自我治疗的通常过程——当我们受伤或被毒药和传染源侵入时，自我治疗机制就会发挥作用。肌肉紧张综合征是一种特殊的身体疾病，是一个心理引发生理反应的过程，可以被扭转。在最后一章，我们会讨论这个问题以及其他的心理—身体的交互作用，这是最近开始引起医学研究注意的一个主题。

第五章

背痛的传统诊断

因为对颈部、肩部和背部疼痛的基本理论的误解，人们有了极大的身体误区，这一误区随后导致了人们疼痛症状的加剧和长期存在。

> 人们很有必要了解几乎所有的脊椎结构异常都是无害的。

虽然我发现回顾大量导致颈部、肩部、背部和臀部疼痛的疾病是一件琐碎且不愉快的事情，但是很有必要。读者应该知道这些诊断对于做出这一诊断的人们意味着什么——意味着他们治疗的许多原则，意味着被诊断的人们真正患上了这一疾病。

面向肌肉紧张综合征的演讲课程中说得很清楚，知道哪些导致了疼痛以及哪些不会导致疼痛很重要，因为很多诊断的描述激发了巨大的恐惧——这在前面的章节中说得很清楚，恐惧是让疼痛症状恶化和持续的主要因素。

我们国家有半数的居民相信背部下端是易受伤害的，其脆弱的结构，特别容易受伤，并且会不断再次受伤。随着这一观点的扩散，人们背部疼痛的发生率不断增加，以致现在我反复听到这个惊人的数字，80%~85%的成人具有这些疼痛症状病史。关于背部脆弱的观点，在很大程度上，是基于从业医生作出的诊断。诸如形成疝、恶化、衰退和裂变这些词，一直用于描述脊椎尾端。这激发了恐惧,为"损伤"和疼痛侵袭提供了一个现成的解释。并且,人们在与医生和其他从业医师的互动过程中,有时候是从家人和朋友那里学到成打的禁忌和忠告,像这些:

不要弯腰。

不要无精打采地站立、坐着或者行走。

不要坐软的椅子或者沙发。

不要拱起你的背。

不要蛙泳或者自由泳。

不要穿高跟鞋。

总是挺直背。

跑步对你的脊椎不好。

不要在硬地上跑步。

虚弱的背部肌肉会导致背部疼痛。

强健的腹部肌肉保护你远离背部疼痛。

训练前要做拉伸运动。

如果你已经患上了背部疼痛,那么就要避免所有的剧烈运动。

这仅是一部分清单。因为对颈部、肩部和背部疼痛的基本理念的误解,人们有了极大的身体误区,这一误区随后导致了人们疼痛症状的加剧和长期存在。

事实真相是,背部是一个健壮的组织结构,完全有能力让我们应对日常生活以及处理其他一些事情。我们一直在锻炼我们的背部，为了正在发生的行为和有关的要求。姿势肌肉大概是唯一卷入肌肉紧张综合征的肌肉群——总是积极地保持躯干正落在腿部上方，头正好坐落在躯干上。如果我们散步，慢跑，快跑，这些肌肉会被锻炼得更多。它们毫无疑问是身体中最为健壮的肌肉。

当我听到专业运动员，比如说网球运动员，因为背部疼痛必须退出联赛时，我惊讶于这一说法，这表明他/她有一个有缺陷的背部。30年前，这样的事情在网球、高尔夫、棒球、足球和篮球业内几乎没有听过。而现在，这确实是稀松平常的事情。

多年前，我见过一个著名的女运动员。她在运动中使用最多的那些肌肉患有疼痛，她立刻理解了肌肉紧张综合征的概念，疼痛迅速消失了。

常见的结构性诊断

以我的经验来说，脊椎结构异常很少导致背部疼痛。这不应该让我们惊讶，因为背部疼痛的流行是最近几年的事情。不知何故，人类种族设法度过了第一个100万年，或者说，人类的进化没有出现一点问题。但是，如果结构化的诊断是正确的话，在进化的最后一瞬间，脊椎发生了什么事情？

对此，我怀疑这些脊椎的异常一直存在，但从来没有听谁抱怨说疼痛是因为它们根本没有疼痛可抱怨。50年前，背部疼痛并不很常见，但是，更为重要的是没有把它看得很严重。背部疼痛的流行归因于过去30年间肌肉紧张综合征发生率的大量增加，并且，具有讽刺意味的是，医学对肌肉紧张综合征认识和诊断的失败是增长的主要原因——疼痛主要归因于脊椎的各种结构性损坏，而不是肌肉紧张综合征。

人们很有必要了解几乎所有的脊椎结构化异常都是无害的。记住这一点，再让我们看一看常见的传统诊断。

腰间盘突出

虽然背部疼痛患者意识不到这一点，但是医学院的学生基本都知道，脊椎的最后一个椎骨间盘，位于第五根腰椎和骶骨之间。大多数人在20岁的时候，椎骨间盘或多或少都会有所衰退。我们知道，间盘位于人体脊柱两椎体之间，能够接受震动。它们紧紧地粘着在椎骨体上面和下面，并且绝不可能"滑脱"。被坚韧的、纤维性的外壳包围着的是黏稠的液体，就是它吸收震动。位于脊椎尾端和颈部的间盘，因为所有的活动都在这些部位，往往在一个较早的年龄就开始损坏。有些人20来岁的时候，间盘就开始受损了。

虽然没有人知道到底发生了什么，但是间盘变得平坦，意味着里面的液体已经干涸或者间盘壁薄弱的地方已经破裂——通常是朝向背部的间盘壁。这种穿过间盘壁的破裂就是我们熟知的间盘破裂，更常见的说法是形成疝。这有点像从牙膏袋里挤出的牙膏。在一些案例中，液体不会穿出，只是使间盘壁鼓起来。所有的这些事情都可以通过CT扫描或者MRI看到，先进的诊断技术可以显示软组织的细节。传统的X光只能显示骨头，除非使用一种对照材料，否则看不出异常。

最重要的问题是："如果真有异常的话，这一被挤压出的间盘物质会带来什么危害？"

传统的观点是，牙膏状的物质会压迫周围的脊神经，因此产生疼痛。如果是第四根腰椎和第五根腰椎之间的间盘或者是第五根腰椎和骶骨之间的间盘，疼痛将会在腿部。如果是在颈部，那么将会是手臂痛。

这已经成为我的经验，腰间盘突出物质很少导致疼痛或任何其他神经方面的症状。这是少数人的观点，但我并不是孤家寡人。一个著名的神经外科医生，迈阿密大学医学院一个部门的负责人，休伯特（Hubert Rosomoff）博士，已经得出了相似的结论，并在他的论文"是腰椎间盘突出导致了疼痛吗"中进行了讨论，这篇论文发表在《疼痛研究和治疗新进展》一书中，书籍主编是菲尔德（H. Fields）、杜伯纳（R. Dubner）、瑟维罗（F. Cervero）和琼斯（L. Jones）（纽约：渡鸦出版社，1985年）。他做了多年的背部外科手术，观察到神经持续压迫一段时间之后会使神经停止传递疼痛信息，结果是身体变得麻木。显然，他的结论建立在观察到的矛盾现象和合乎逻辑的神经病理学事实基础上。那么,形成疝怎么可能导致持续的疼痛呢?

另外,一个德高望重的医生和研究者多年来一直在研究这个问题,他是瑞典的阿尔夫博士(Alf Nachemson),他在1976年发表在《脊椎》(第一期,59页)杂志上的一篇题为"腰椎:整形外科的挑战"的论文中下结论说,大多数案例中背部疼痛的原因是未知的,几乎所有的背部疼痛都应该用非手术的方法进行治疗。

我的结论是,大多数间盘疝是无害的。这一结论是基于17年来高成功率地治疗这类病人的经验,并进而形成了这一印象:被挤压的间盘物质不会伤害到什么,它只是在那里。

医生通常会期待间盘疝带来些什么,但这同病例和身体检查发现的事实之间缺乏有效联系,这时,被视为无关紧要却备受诟病的腰间盘才开始被怀疑。

比如,诊断研究(CT扫描和MRI)可能显示了第四根腰椎骨和第五根腰椎骨之间的腰椎间盘突出,一个可能的结果是提举足部和脚趾的肌肉显得虚弱。然而,检查结果显示,不仅仅是这些肌肉虚弱,而且腿部一侧的肌肉也出现虚弱症状,通过第四和第五腰椎的脊神经并不给予这些肌肉能量。然后,我从检查中发现,按压时,接近坐骨神经的臀肌疼痛。很显然,这一神经困扰并不是来自于腰间盘突出的区域,而是来自坐骨神经,它主管着两块肌肉。下面的病例就是这一情况的很好说明。

病人是一个44岁的职业女性,有15年周期性的背部下端和腿部疼痛的历史。来咨询前，大约有7个月的样子，她的背部下端和右腿受到严重的疼痛侵袭。她还抱怨右腿虚弱无力。

CT扫描结果显示，在第五腰椎和骶骨之间有一个小的间盘物质形成的疝，这块物质一定是被挤出来很长一段时间了，因为它已经钙化了。看起来它不太可能导致疼痛症状，但诊断结果就是这样。在干预的7个月期间，疼痛一直持续，因为右腿虚弱无力，她在身体活动上也受到了限制。

我的检查显示，她右边踝关节肌腱反应能力缺乏，右侧腿肚肌肉虚弱无力。这两个发现都可以用第一骶骨神经受到压迫来解释（这也是原来医生的解释），因为骶骨神经输送运动纤维到腿肚肌肉，并且在有问题的间盘附件穿过。然而，进一步的检查表明，腿前面的肌肉也虚弱无力，她还有部分足下垂。这就不能随意归结于间盘形成的疝了，因为脊神经供给的这些肌肉并不在形成疝的附近。

另一方面，所有的发现都可以用什么东西影响了右侧坐骨神经的正常功能来解释，正如我们在肌肉紧张综合征中经常看到的一样。右侧坐骨神经接收来自第三、第四、第五腰椎神经和第一、第二骶骨神经的分支。因此，任何妨碍坐骨神经的事情都可能影响腿部受其中一条或所有神经控制的部分，这在这个病人的案例中已经非常清楚。

她的检查结果也显示，右侧臀部的所有肌肉都对按压敏感，那是坐骨神经所在的位置。这一结果和其他特征性的发现帮助得出了肌肉紧张综合征的诊断——包括右臀和坐骨神经，腰间盘突出是一个没有意义的附带发现。

这类的临床不一致之处是很常见的，让我不禁想知道为什么它们不是常规发现。

医生在腰间盘突出的诊断上是如此的坚定，以致有时候仅仅基于同时发生的背部下端、臀部和腿部疼痛甚至是没有腿部疼痛就做出腰间盘突出的诊断，而不需要通过CT扫描或MRI研究。腰间盘突出不能通过临床做出诊断，或者是清晰的X光片。如果做了X光，通常看到的是椎间盘间隙的窄化，最常见的是最后两个椎间隙。正如前面提到的，最后一个椎间隙的这种异常在超过20岁的人群中非常普遍。将疼痛症状归结为正常老化现象，这可能是有趣的，但却是不明智的。以我的经验，间盘衰退并不比头发脱落和皮肤起皱更反常。

最近几年，医学界已经有大量报道称腰间盘突出的病人没有背部疼痛史。他们都是在用CT扫描或MRI研究检查身体其他部位时不经意发现腰间盘突出的。

为了对这一问题的评估做到公平合理——必须注意的是，在我的统计研究中，患有间盘异常的人背部疼痛具有较高的发生率——我试图通过清楚的观察证实这一情况，那就是导致疼痛的原因是肌肉紧张综合征，而不是间盘异常。并且，只能是这样的结论：通过一种神秘的过程，大脑为肌肉紧张综合征选择了一个场地，一个"异常"的场地（像间盘疝），即使这一结构上的偏差可能并不是病因。

为了证明多年来大量的腰椎间盘突出的病人已经成功地获得治疗，我在1987年做了一个跟踪调查。109个病人由一个研究助手进行了电话访谈。他们的名字是从以前在我这里接受过1~3年治疗的大量病人中随机抽取的。每一起疼痛都是由腰椎间盘突出引起的，可以通过CT扫描看到。基于病史和身体检查，诊断是肌肉紧张综合征的所有人都完成了惯常的治疗程序。结果如下：

消除或几乎消除疼痛，没有被限制身体运动…96（88%）
病情得到改善，有一些疼痛，限制活动………11（10%）
没有改变……………………………………………2（2%）

这两个没有变化的病人被发现患有严重的、长期的心理问题，并且直到今天还在接受心理治疗。

这些统计数据很难让我们对腰间盘突出严阵以待。然而，这些病人中的每一个人都曾经被告知腰间盘突出是他们疼痛的原因。其中39个人曾经被建议去做外科手术，3个人已经做过外科手术，剩下的大多数都被告知如果保守治疗失败的话，可能必须做外科手术。

这里还有另外一个病例。病人是一个25岁的男性，有腰背部和右腿疼痛史，我在诊断中发现他之前两个月做了一个腰脊X光，检查显示有腰间盘突出。他被建议停止所有的身体运动，并且被推荐做外科手术。如果间盘的确是导致疼痛原因的话，这两个建议都是恰当的。作为一个热爱运动的人，篮球和壁球曾经是他的最爱。现在，他精神上被这个诊断压垮了。让他更为困扰的是，再也不能通过剧烈运动来"燃烧"他的紧张了，而他恰恰把自己看做是一个很紧张的家伙。

他决定抵制外科手术。带着巨大的恐慌，他继续在健身房锻炼，甚至偶尔打打篮球。虽然他既没好也没坏，但是，他长期生活在可能会伤害自己的恐惧之中。

我的检查结果是，没有任何一条腿有神经损伤，两边的垂直抬腿测验表明疼痛是在右侧臀部。用手按压两边的臀部肌肉、两边的腰背部肌肉、两个肩头和颈侧，都有疼痛。这些发现表明疼痛是由肌肉紧张综合征导致的，而不是腰间盘突出。他接受了这一诊断，参加了治疗程序，数周之内疼痛就消除了。到目前为止，已经有12年了，他一直都很好，并且依然在做剧烈的身体运动。

脊椎狭窄

我从事这项工作这么多年来，当有腰背部疼痛但没有腰椎间盘突出症状时，脊椎狭窄就成了最常见的诊断之一。脊椎狭窄是指脊椎管窄化，有时是天生的，但更多的是脊柱骨老化的结果。骨头集结——有些地方被称为骨刺，让脊椎管窄化。

我对这一异常的反应是基于临床实践经验的。我诊疗的大多数病人，不管多大年纪，只要被发现患有肌肉紧张综合征，就都允许我的建议，无视X光诊断的结果。当狭窄很严重的时候，椎管应该通过手术扩宽，但是这样的例子我很少见到。

这是我的经验，特别是年纪大一点的病人，我建议他们去看神经科，以便神经结构能够得到认真仔细的检查。如果神经没有什么问题，并且病人有肌肉紧张综合征的经典症状，我就会很有信心地推进我的诊疗，不管X光片显示了什么样的结果。

神经收缩

通常，当病人表现出颈部、肩部和同侧上肢疼痛时，除去腰椎间盘突出，神经收缩也是最常见的诊断之一。可能被收缩的是颈神经，它们从邻近的颈椎骨形成的孔中穿过。神经收缩则可能是由骨刺或腰间盘突出导致的。

这一诊断困难且不愉快，它是建立在极其不稳定的观念上的。再次重申，问题是，为了确定结构性的原因，有时会令人烦恼，并且以为缺乏客观性。下面的观察资料也对神经收缩的诊断提出质疑：

首先，这些症状经常在年轻成人中发生，他们没有骨刺，也没有腰间盘突出。

第二，骨刺极为常见，很多人都有但却没有疼痛症状。随着年龄的增长，骨刺的数量和尺寸都会增加。那么，到了中年及以后，每个人都应该会患上颈部和手臂疼痛，但事实并不是每一个人都会这样。

第三，神经系放射学家（神经系统X光照射方面的专家）告诉我们，在神经压迫发生之前，骨刺必须要彻底破坏椎孔，而这一现象在临床上很少发现。

第四，适用于腰椎间盘突出的原则同样适用这里：持续的神经压迫会导致客观的麻木（测试时表现为疼痛消失）。这不同于病人有时候在腿部或手臂上感受到的主观的麻木。

第五，医学界有大量关于脊椎问题的报道，像良性肿瘤，通常是无痛的。

大多数神经收缩的病人患有肌肉紧张综合征，包括颈部和肩部的肌肉，特别是上斜方肌和颈椎神经远离脊椎骨的部分。第四颈椎神经和第一胸椎神经形成我们熟知的臂丛——一种转换集结地，在这里，它们被重新组织进通往手臂和手部的神经。臂丛极有可能经常被牵涉进肌肉紧张综合征。但不管是脊神经，还是臂丛神经，二者都是不相关的，因为我们不是在这些局部而是在疾病的发起地——大脑中治疗疾病。

这里有一个令人震惊的病例，给了我们很多教训。病人是一个中年职业女性，她的右边颈部、肩部和整个右边手臂出现疼痛，手腕疼痛尤其严重。一天，她意识到丧失了右边肩膀的所有活动能力，这被称为"凝肩"，这使得情况更糟。这是肩部疼痛的一种常见并发症。病人明显地开始限制肩膀运动。可能是因为疼痛，她没有认识到自己不能运动肩部，只是突然意识到运动范围变小了。在运动不能正常进行时，肩膀关节囊收缩，无论疼痛发生在哪个关节上，都会限制关节运动。她进一步说，左手虚弱无力，手抓不住东西。

尽管这些症状听起来不容乐观，但我怀疑她得了肌肉紧张综合征，并且身体检查证实了这一诊断。最终，病人接受了这一诊断。她熟悉这一症状，并且符合她的心理状况：她在工作上负荷过重，极度努力，并且有着强迫性的认真负责。

让我尴尬的是，这一症状对常规的治疗程序没反应，相反，数周以来，她的病持续恶化。考虑到可能有什么酷似肌肉紧张综合征的事情持续严重，我安排了一个神经科的会诊。结果发现，身体检查和所有的测试结果都是正常的。

数周之后，这些症状开始减轻，也就是在这个时候，我和病人都认识到为什么这些症状从第一个地方开始以及为什么她现在开始好转。当她被通知说将失去她的研究团队中一个很重要的成员时，麻烦开始了。预想到将会有大量的工作必须去做，并且她害怕同事的离去，大量的焦虑和一些毋庸置疑的深层愤怒在这件不幸事情的当口上产生了。可以说，潜意识对这些事情并不是特别理智。

症状的全部消失与同事的真正离开保持了一致，这表明当恐惧成为既定事实时，就不再需要肌肉紧张综合征了。没有经过物理治疗，她的肩部重新可以完全活动了。

这是一种典型的神经收缩诊断，除非诊断有误。正如在这个案例中被清晰地证明的一样，肌肉紧张综合征的存在是为心理现象服务的，将症状归结为结构性异常是一种可悲的诊断错误。

脊椎小关节综合征

脊椎小关节是两根脊椎骨之间的一个关节的术语。跟所有关节一样，随着岁月的流逝，它们会磨损，看起来会有异常。有些病人相信这些改变会导致疼痛，但以我的经验来看，它们不会。

脊椎关节炎

当使用"脊椎关节炎"这个词时，通常是指骨关节炎。这是指我们已经谈到过的正常的老化改变，也是指椎关节强硬。我没有发现这是由疾病引起的，因此，这不是有益的症状。类风湿关节炎是完全不同的一个问题，它是一种发炎过程，会侵袭身体中的任何一个关节，并且总是疼痛的。

脊椎变异

脊椎变异是一种先天性的异常。在脊椎底端有一个多余的骨头，通常与髋骨相连。当背部疼痛时，我们经常会怪责于它。

椎骨脱离

椎骨脱离是脊椎骨的另一种问题，很容易被X光检查出来。在我的经验中，很多次发现它会引起背部疼痛。

隐性脊柱裂

隐性脊柱裂是脊椎末端的另外一种先天性异常——有一小块骨头缺失了。再次重申，在医疗诊断中，一直将疼痛归结于隐性脊柱裂，事实上却是一种误解。

脊椎前移

脊椎前移是两根脊椎骨中的一种异常，通常发生于脊椎底端，两根脊椎骨没有正确连接，一根在另一根的前面。在X光片上看起来，这是一个可怕的事情，但我发现这种情况是无害的。当然，也有可能其中有一些是有害的，只是到目前为止，我还没有看到一例。

这些年来，有一些特别戏剧化的案例。我记得一个快60岁的男人，有3年不断增加的背部疼痛史，套用一句老话，这是他生活的灾星。他不能进行体育锻炼，但却异常想念，并且，他将生活描述为"纯粹的折磨"。医生不止一次地建议他做外科手术。尽管他的病情很严重，但是却恐惧进行手术。

检查结果表明，他是一个极度焦虑的人，只是看起来非常健康。他的腿部没有神经改变，但他从颈部到臀部的所有肌肉都对按压异常敏感。他是典型的肌肉紧张综合征病患。

这里有一个两难选择：一个病人有两种诊断，脊椎前移和肌肉紧张综合征。我确信疼痛是由肌肉紧张综合征引起的，并且病人也说愿意相信我，但为什么医生们又建议外科手术呢——他们会犯错吗？我建议他说，既然他很显然是患了肌肉紧张综合征，我们就努力尝试消除疼痛，然后看看疼痛消失之后还有哪些症状留下。

惯常的治疗课程开始了，疼痛开始消除。治疗程序开始大约4周之后，他和他的妻子出去度了一个假，回来的时候说，在假期期间，疼痛完全消除了。当他返回纽约，恢复他的日常生活时，疼痛又回来了，但只是一种很轻微的疼痛。对于疼痛的原因，他不再有任何疑问。他持续地改善，在第一次咨询我3个月之后，他恢复了最喜欢的体育运动。

这个人在咨询我一周年的时候写信给我，说一切都好。他正在开展竞技类游戏，鉴于治疗方法只是通过倾听和学习，他思考着他的奇异的康复。

作出"脊椎前移从来不会导致背部疼痛"的论断是不准确的。但是，迄今为止，我没有见过哪一个患有背部疼痛的病人，其疼痛是由脊椎前移导致的。

在1976年到1980年期间，两个以色列医生，迈克亚（A. Magora）博士和施瓦兹（A. Schwartz）博士，在《北欧康复医学杂志》上发表了四篇论文。在论文中，他们的研究是为了探索特定的脊椎异常是否会导致背部疼痛。他们的研究方法是比较有背部疼痛史的人和没有背部疼痛史的人的脊椎X光片。如果患有背部疼痛的病人患有这些脊椎异常的比例更多，那么就可以假定这种异常可能是疼痛的原因。

他们发现两组人群在退行性骨关节炎、脊椎变异、隐性脊柱裂和椎骨脱离上没有统计学差异，在脊椎前移上有很小的统计差异。换句话说，除了脊椎前移稍微有导致疼痛的可能性之外，不能将背部疼痛归因于这些疾病。

美国一个放射线学者斯皮勒夫（C.A.Splithoff）博士做了一项类似的研究，1953年，发表在《美国医学联盟》杂志上。他选取了9种不同脊椎末端异常的人群，根据这些人有无背部疼痛分成两组并进行比较。他再次发现，没有统计学差异。

这些研究表明，脊椎的结构性异常一般不会导致背部疼痛。

脊柱侧凸

脊柱侧凸是脊柱的一种异常弯曲，经常发生在十几岁女孩身上，并且直到长大成人还一直存在。脊柱侧凸的原因未知，十几岁的人很少感觉疼，但是成人经常抱怨因此导致的疼痛。下面是一个典型病例。

病人是一个三十多岁的女性，从十来岁开始，她就患有周期性背部疼痛。在我看到她的几年之前，她经历了一场非常严重的疼痛发作，那个时候，她正在照料她的幼儿。从X光片结果看，中度脊柱侧凸是导致疼痛的原因。她被告知，随着年纪增大，她的背部疼痛会逐步恶化。不管这个预言多么可怕，她还是恢复了，并且一切良好。直到我见到她的前两个月，她经历了一次糟糕的疼痛发作。她说疼痛是在她弯腰的时候发作的，当时，她感觉有什么东西啪嗒一声突然断裂了，正如本书前面所描述的一样。身体倾斜向一边，更是让她吓坏了。

从她的病史中我了解到，她患过数次手臂和腿部的肌腱炎，颈部和肩部偶尔疼痛，还有胃肠症状、花粉热和严重的头痛——一个典型的肌肉紧张综合征病人。

除了触诊时颈部、肩部、背部和疼痛肌肉一触即痛之外，身体检查一切正常。

她在接受肌肉紧张综合征的诊断上没有问题。她参加了治疗程序，疼痛很快就消除了。随后，她说疼痛不再发作了。有时，会有轻微的疼痛，但她知道是无害的，并且心无恐惧，照常过她的生活。

很清楚，脊椎侧凸不是她的疼痛根源，因为在治疗中没有对脊椎侧凸做任何改变。同样清楚的是，她的性格倾向于将她带入各种无害的身体疾病，包括肌肉紧张综合征。

臀骨关节炎

臀骨关节炎被外行人熟知是因为它很常见，还因为引人注目的手术做法——整个臀关节都被替换掉了，病人得到一个新的关节臼和一个新的股骨头以适应替换的臀关节。当然，这是重建手术巨大突破中的一种。

做这个手术，一般是在骨头生长过度和关节软骨磨损以致丧失活动能力并且变得功能失调的时候。这些关节炎是疼痛的也是值得怀疑的——可能在一些病例中是这样。然而，医生必须非常有信心，因为我看过很多臀部疼痛的病人的疼痛显然是肌肉紧张综合征的表征。

就在最近，我看到了这样一个病例：病人是一个三十多岁的女性，她抱怨说臀部痛，但臀关节的X光显示只有中度的骨关节炎变化（曾经将疼痛归结于此）。她的关节活动范围非常正常，并且疼痛的腿部单独承重时并不疼痛。疼痛点位于臀关节之上大约两寸的地方，直接按压就能感到疼痛。她患的是起因于肌肉紧张综合征的肌腱疼痛。

通常，疼痛来自牵扯进肌肉紧张综合征中的臀部肌肉和坐骨神经。我之所以如此有信心地做出这一诊断，是因为我治疗过这些病人，并且他们的疼痛消失了。我不会说这是恒定不变的，但我必须提醒大家，臀部疼痛并不总是源于臀关节的退行性变化。

软骨软化

软骨软化是髌骨下部的一种粗化，能够从X光片中发现。毫无疑问，这是抱怨膝盖痛的原因。跟刚才提到的臀关节炎不同，在我的经验中，软骨软化会导致疼痛。不变的是，检查揭示出膝盖周围很多肌腱和韧带中的一个或更多存在肌肉紧张综合征肌所带来的腱疼痛的证据。这些病例中的疼痛不是膝盖疼痛，严格来说，它来自于关节外面。

骨刺

骨刺经常被X光检查出来，并且经常伴随着脚后跟痛。在我的经验中，骨刺不是疾病症状。并且，疼痛经常是由肌肉紧张综合征所带来的肌腱疼痛导致的。

软组织疾病：纤维肌痛（纤维组织炎、肌筋膜炎和肌筋膜疼痛）

肌风湿病（纤维组织病）、慢性疼痛、让人烦恼的睡眠和早晨僵硬影响着近百万的美国人，大多数是20~50岁的女性。这样的症状，可能被诊断为纤维肌痛。据说，只有很少一部分的纤维肌痛病人被正确诊断，并且身体的各项检查没有任何异常。一些医生经常下结论说，这一疾病是"心因性"的。

虽然被诊断为纤维肌痛的案例越来越多，但是这一疾病的原因依然未知。病人被建议不要担心它，因为它不是"心因性"的（加上引号显然意味着这是一个贬义词），而且它也不是退行性的或者变形的。

多年来，我一直很清楚这一疾病是肌肉紧张综合征很多变种中的一个。因此，虽然它不是退行性的，也不是结构变形，但肯定是心因性的——因为这是一个全面的词汇，包含了一个由情绪因素引起的生理过程。但是，正如这本书中已经提到过很多次的情况，很多医生本能地不接受这一观点。心因性是一个含混的词，任何你说不清楚的事情都可以称为是心因性的。他们不能想象情绪能够导致身体的改变。

医生通常说他们不确定是什么原因导致了纤维肌痛（实际上是肌肉紧张综合征），但是在这一疾病中已经发现了一个实验异常：氧气缺乏。这在肌肉紧张综合征的生理机制一章中有过描述。

问题是，已经确诊了一个生理改变，尽管医生尽可能从生理和化学反应方面进行解释，但是他们不知道如何处理这一信息。基于渊博的知识，他们提出他们知道的所有关于肌肉的物理和化学机制，用这些事实构建了一个复杂的病理学假设，但是病人依然处于疼痛之中。

纤维肌痛是肌肉紧张综合征。这么多年来，我已经诊断和治疗过许许多多患有这些症状的病人。正如在别处提到的一样，他们比普通肌肉紧张综合征病人更为严重，并且经常需要心理治疗。

滑囊炎

滑囊是一个用于保护有很多压力的部位下层的骨头的结构。有两个部位的疼痛经常归因于滑囊的炎症：肩部和臀部。

医学上，这些被称为肩峰下滑囊炎和转子滑囊炎。

肩膀是一个复杂的关节，有很多方面可能出现问题，并且导致疼痛。我发现最频繁的疼痛结构是一个从滑囊上方穿过的肌腱，疼痛的部位位于肌腱与骨头（肩峰）的连接处，或在连接处附近。因此，疼痛的原因是肌腱痛，不是滑囊炎，并且和大多数肌腱痛一样，是由肌肉紧张综合征导致的。因此，在很多肌肉紧张综合征案例中，当疼痛被归结于肩峰下滑囊炎时，病因分析和治疗方法都是错误的。

同样，很多疼痛点在臀部（股骨上部粘连肌肉的转子）的疼痛通常被诊断为滑囊炎。但是，在我的从医经验中，这同样是由肌肉紧张综合征引发的肌腱痛。

跟肌肉紧张综合征有关的肌腱表征在本书的其他章节已经详细讨论过了，在这里只是简要提及一下。

腱炎

在被称做腱炎的这组疾病中，肌腱被诊断为让人厌烦的部分。但是，将其确定为疼痛的原因是不正确的。通常，假定疼痛的肌腱是因为过度使用而发炎。因此，这个治疗就是固定不动，让疼痛的部分得到休息，或者为肌腱注射类固醇。疼痛的消除通常是暂时的。多年以前，我对腱炎（更恰当的叫法是肌腱痛）可能是肌肉紧张综合征的一部分抱怀疑态度，直到一个病人说不仅他的背部疼痛问题在治疗中解决了，而且手肘也康复了，我才明晰地确定起来。我将这一想法付诸测验，结果，我发现能够解决大多数肌腱痛。我现在认为，肌腱和韧带是卷入肌肉紧张综合征的第三种类型的组织。

肌腱痛的常见部位是肩部、手肘、手腕、臀部、膝盖、脚踝和足部。

尾椎痛

尾椎痛是指两个臀部折叠中缝深处的疼痛。通常，医生会假设脊椎的尾端——尾骨是疼痛的来源，虽然我们很清楚经常疼痛的区域是骶骨的下端。到底是尾骨还是骶骨，对于诊断师来说通常是个谜，因为在X光片上什么也看不到。一般情况下，病人会将尾椎痛与严重跌落相联系。

尾椎痛是肌肉紧张综合征的常见表征，并且可能是肌腱痛，因为与骶骨和尾骨相连的肌肉都顺其生长。证据？疼痛随着肌肉紧张综合征治疗程序的实施消失了。

神经瘤

另外一种归因于其他事情的肌肉紧张综合征所引发的肌腱痛被发现于足底前面部分，疼痛通常位于跖骨区域，却总是把责任推给神经瘤——这是一种良性肿瘤。疼痛，随着肌肉紧张综合征治疗而消失。

足底筋膜炎

足底筋膜炎发作于足底、足弓沿线，虽然它们经常被混淆为疼痛的原因，但是医生可能会认为是发炎导致的疼痛。这个区域通常对触诊非常敏感，似乎很显然是肌肉紧张综合征的一种表征。

多发性单一神经炎

多发性单一神经炎是另一个描述性诊断，因为发病原因通常未知。它是指以随机模式影响很多神经的神经症状。它会伴随糖尿病而发生，但也有很多多发性单一神经炎患者没有糖尿病。以我的观点，它是肌肉紧张综合征所带来的神经痛的常见例子，因为肌肉紧张综合征会牵扯颈部、肩部和背部许多不同的肌肉和神经。

柯斯顿氏综合征（TMJ）

柯斯顿氏综合征是一种很常见的面部疼痛疾病，在历史上，它被归结为下颌关节的病变。因此，被归为牙科范畴。我没有特别治疗过这种疾病，但我强烈倾向于其在发病原因方面与神经性头痛和肌肉紧张综合征一样。为颈部和肩部疼痛而就诊的肌肉紧张综合征病人，通常都有柯斯顿氏综合征的病史，并且下颌肌肉在触诊中很敏感，就像肩部、背部和臀部肌肉一样。

炎症

发炎必须要讨论，因为它被用于解释很多背和腰臀部疼痛案例，并且也是医生开甾体（也可称为可的松，是用于治疗感染和过敏的激素药物）和非甾体抗炎药（比如布洛芬）的基础。因为背部疼痛问题的重要性，这些药物被广泛使用。

诊断和治疗肌肉紧张综合征的经验让我很清楚疼痛的根源既不是脊椎的结构，也不是炎症。发炎过程是对疾病或者受伤的自动反应，从根本上来说是一种保护机制和治疗过程。对入侵细菌或者病毒的反应就是炎症。

如果发炎是这样一种作用过程，那么背部究竟发生了什么呢？是一种感染，对背部损伤的一种反应，还是其他什么？让人不尽满意的是，科学支持的答案还没有出现。本书已经提出了疼痛的原因是氧气缺乏而不是炎症的观点。这一观点至少获得了来自纤维肌痛的风湿性研究的一点点支持。

扭伤和拉伤

扭伤这个词应该被严格用于易辨认的较小损伤的案例中，比如崴脚。另外，我不确定拉伤是指什么。非常不幸的是，当症状是一种肌肉紧张综合征表征时，这两个词汇都经常被用到。

简要回顾了这些常见的传统背部疼痛诊断之后，现在，让我们看看常用的传统治疗方法。

第六章

背痛的传统治疗方法

背痛的治疗要求一种教育性的心理治疗方法。大多数病人并不需要心理治疗,但是他们的确知道所有的人都会制造和压抑消极情绪,并且这些消极情绪可能是身体出现症状的原因。

> *所有的疗法都应该是减轻痛苦的，
> 但重要的问题是怎样来减轻痛苦。*

在一本教科书治疗背痛的章节中，我曾经写到疗法折中说是无能力诊断的标志。事实上，对于常见的颈部、肩部和背部疼痛症状，有很多不同的疗法，这表明诊疗师们并不明确真正的问题是什么。当然，病人总是被指定为一种诊断，通常是一种结构性的诊断。但是，随后的控制，包括使用的药物、各种类型的物理治疗、推拿、牵引、针灸、生物反馈疗法、经皮神经电刺激和外科手术，这些治疗方法中的大多数都是症状治疗，并没有从根源着手。

患有肌肉紧张综合征的病人需要了解这些疗法，进而能够理解为什么他们要采用一些疗法和为什么不采用，或者理解为什么他们仅能从一部分疗法中获益以及仅能从疗法中获得短时间的益处。

我在思考如何回顾这一呈现在我面前的主题，最好的方法可能是从每一种疗法所要实现的目标立场来考虑疗法的特征。当然，所有的疗法都应该是减轻痛苦的，但最重要的问题是怎样来减轻痛苦。每一种疗法的基本原理是什么呢？在回答这一问题之前，让我们再次回顾一下安慰剂效应，因为在讨论任何一种疗法时，它都是至关重要的。

安慰剂效应

安慰剂是一种疗法，尽管这种疗法没有实质的治疗价值，但是却能产生很好的治疗效果。也就是说，虽不能根治，但能暂时缓解。典型的例子是药片上面裹上糖衣。有一点很清楚，可取的结果必须归因于大脑控制身体各种器官和系统的能力。为了做到这点，大脑必须相信这一治疗方法的效果或者是治疗师的能力。这里的关键概念是信念——病人必须要相信。如果他/她做到了，是让人印象深刻的。细想一下下面的故事，这个故事在1957年第一次被布鲁诺·克勒普弗（Bruno Klopfer）博士报道。

这个故事讲述的是一个身患爆发性淋巴结癌的人，他对医生用一种叫做克力生物素的药物治疗他的癌症非常有信心。后来，这个人奇迹般地康复了，他的许多巨大的肿瘤也消失了。他一切都好，直到他听到克力生物素药物无效的新闻报道，在这之后，他倒退至接受治疗之前的危急状态。

他对治疗的反应给我留下了深刻印象。医生告诉他，将会为其注射更大效用的克力生物素，但实际上使用的只是无菌水。再一次，这个病人产生了戏剧化的反应，他的肿瘤消失了。当美国医药联盟发表一个官方声明说克力生物素在治疗上无效时，他的肿瘤又回来了。之后，他很快就去世了。

从这个案例中，我们可以清楚地看到安慰剂作用于身体并不是想象。在这个例子中，它激发了免疫系统的有力反应，进而能够毁灭肿瘤。

以此故事为基础，我看到的大多数疼痛症状归因于肌肉紧张综合征，我不得不下结论说，来自大多数治疗的有效结果都可以描述为是安慰剂因素在起作用。

用于中止受伤部分的治疗方法

在一个特定的案例中，如果疼痛真的是一种损伤带来的结果，如果某一结构已经受到创伤并且需要一段时间的治疗，那么用于修复受损部分的治疗是必须的。它们包括卧床休息、使用腰牵引（做腰牵引的时候病人必须平躺在床上，因为在站着有重力影响的时候不太可能牵引脊椎骨）、限制身体活动以及使用护肩、腰椎软背架或腰支具。医生通常嘱咐其认为患有腰间盘突出的病人卧床休息。

然而，如果没有病理性的结构异常，如果患的是肌肉紧张综合征，那么，基本原理就错了。这些治疗方法不仅没有价值，而且，通过告诫病人有些事情是非常危险的，必须完全禁止的做法只会激化问题。正如在治疗章节中强调的一样，甚至，相对于情绪原因来说更像是身体原因导致了疼痛的认知，都将使症状持久保持。

使用牵引和骨支架都有点荒谬，因为它们不能固定被束缚的部分。当某个人说感到好一些了或者开始相信其中的一个时，我认为是安慰剂效应。

消除疼痛的治疗方法

消除疼痛是所有治疗方法的目标，但是被用以消除疼痛的治疗方法只是带走疼痛本身。通常，这是一种症状治疗方法，因此，除非是为了人道主义的目的，否则使用这种方法是一种低劣的医疗。极度疼痛时，吗啡、杜冷丁（一种止痛药）或者其他强效止痛剂的使用肯定是有道理的，但不是一种治本的治疗方法。

针灸似乎充当了一种局部麻醉剂。换句话说，它阻碍疼痛神经冲动传播到大脑。如果医生在治疗慢性疾病，疼痛没有缓解，那么可以尝试使用针灸，这是一种好的治疗方法。对于典型的背部疼痛病人，针灸能暂时消除疼痛，但对潜在的病因没有作用。

神经阻滞疗法在美国被广泛使用，特别是疼痛特别严重和难以对付的时候。神经阻滞疗法是通过阻断疼痛的传导途径实现镇痛的。在局部注入麻醉剂，实质上与针灸的效果一样。因此，神经阻滞作为背部疼痛的治疗方法所受到的批评与针灸也是一样的。

经皮神经电刺激疗法（Transcutaneous Nerve Stimulation，

TNS）是通过皮肤将特定的低频脉冲电流输入人体以治疗疼痛的电疗方法。电极通常定位在某个地方，病人能够自主激活电击。人们同样可以像批评上述两种方法一样批评TNS。然而，真正的问题是这种作用是否能排除安慰剂效应。梅约医学中心的一个小组在1978年发表了一项研究，在这项研究中，他们证明，安慰剂起到了同等的作用。

如果这些治疗方法中的任何一种方法带来疼痛的长期消除，医生必须怀疑安慰剂效应的存在；没有任何其他的解释，因为这些疗法都没有触及问题的本质。

促进放松的治疗方法

在给出促进放松的治疗方法时，我一般都会问几个问题，"为了结束什么"、"试图放松这个人的目的是什么"以及"你希望实现什么"。

在疼痛消除领域，这个主题相当模糊。毫无疑问，一个冷静、放松的人会遭受较少的疼痛，但是我们从事的是症状治疗，基本的疾病并没有被治疗。并且，每天要花多少时间用于放松练习？我告诉我的病人，冥想和放松练习没有害处，但是不能依靠它们达到最终消除疼痛。

生物反馈疗法在消除疼痛中的特殊作用是导致肌肉放松。通常的程序是：添加小的电极到额头肌肉上，额头肌肉的电活动反应了肌肉的活动，然后登记为一个计量。之后，实验对象被指示去减少计读数，这意味着肌肉放松了。如此这般，依次在身体别处肌肉中放松。

再次说明一下，我不会开具生物反馈疗法，因为它只是治疗表面症状的。

矫正结构异常的治疗方法

在那些用于矫正结构异常的方法中最常见的治疗方法可能是推拿术。用推拿术治疗的异常是脊椎骨错位，治疗的目的是为了让脊椎骨恢复直线排列。我不相信脊椎异常形态的存在，即使存在，我也不认为通过推拿可以改变。有时，伴随推拿，疼痛会戏剧化地消除，说明这个人具有很好的安慰剂反应。病人通常会定期返回做这些治疗。大家都知道，安慰剂的疗效是很短暂的。

虽然不如推拿常见，但外科手术经常被用于移除椎间盘挤压。毫无疑问，这种程序往往很关键。这是我的印象，以我对腰间盘突出病人的经验来看，椎间盘挤压通常并不是导致疼痛的原因。不用说，执行这些手术的医生坚信这么做可以移除那些令人讨厌的东西，这是掌管做手术这一决定的观念，并被广泛认同。尽管如此，根据我的治疗经历，我被迫得出结论：手术有时可能会产生一个合意的结果，因为安慰剂效应。安慰剂的强度，也是实现好的和持久效果的能力，是通过它给人们大脑留下的印象来测量的。这就是为什么说外科手术也是一种非常强效的安慰剂的原因。

1961年，这一事实引起了医药界的注意（"外科手术作为一种安慰剂"，美国医药协会杂志，176期），它是由亨利·比奇（Henry Beecher）报道的在战争中受伤的人的反应引起的（见第七章）。一个人犹豫着去怀疑外科手术的价值，因为有相当多外科手术失败的事例。正如整本书都在描述的那样，在大多数案例中，相对于腰间盘突出，导致疼痛产生的更多的是肌肉紧张综合征。因此，移除腰间盘突出部分并不能解决最基本的问题。

还有另外一种治疗方法，因为它的目的可能被描绘为伪外科手术，但它同外科手术一样，是用于移除部分腰间盘突出物质的。一种叫做木瓜凝乳蛋白酶的酶能够被注射进被挤压的牙膏状的间盘材料中，并且会消化（溶解）它。这一程序要比手术好操作一些，但是必须忍受与外科手术同样的批评，因为腰间盘突出材料可能并不是导致疼痛的原因。而且，对这种酶的剧烈反应已经在医学界报道过了。

颈椎牵引的确能稍微牵引一下颈椎骨，是改变结构异常的另一种尝试——在这个例子中是试图让横突孔大一点。横突孔是由两条脊椎骨构成的孔，脊神经从中穿过。采用颈椎牵引的观点是：将这些孔拉大一些，这样神经就不会被"夹住"了。但我们在前面已经说过了，脊神经会被夹住的想法通常是一种想象，再说一次，这有点无事生非。

训练加强肌肉的治疗方法

这些年,训练加强背部肌肉以保护背部或者消除背部疼痛的声明被大力鼓吹着,遍布国家的每个角落。这是一种已经在美国人头脑中根深蒂固的观点,而实际上它是完全错误的一种观点。基督教青年会在教授这一程序,成千上万的医生也给病人开具这种方法,人们也在被一大批治疗师们所训练。

做这些训练和加强这些肌肉没有任何错误,这是非常好的事情,我自己也做这些训练。但是,我告诉我的病人,这既不会让你们的疼痛消失,也不会保护你们免受疼痛。如果参加了这些训练,就会产生安慰剂效应。

用训练打破你对身体活动的恐惧又是怎么一回事呢?这又另当别论,这是训练的非常好的目的。

对此,休伯特(Hubert Rosomoff)博士提及时会说到他对间盘病理学的重要性的否定。他有一个巨大的、成功的项目,是联合佛罗里达州迈阿密的医学院做的一个长期疼痛症状的保守疗法项目(保守疗法:不进行根治性措施或手术疗法的治疗,通常用于年迈体衰的病人)。然而,在我的印象中,尽管他的病人病情改善了,变得更有能力,但很多人还是继续疼痛。以我的观点看,这是不可避免的,因为疾病的基本原因并没有找出来,进行治疗便无从谈起。

只是在极偶尔的时候，我会建议病人去做物理治疗，也仅仅是用于帮助他们战胜做身体活动的恐惧和勉强。

增加局部血液循环的治疗方法

有很多物理疗法能够通过增加这一组织的温度进而增加这一区域的血流量。热量能够在肌肉内产生，比如，通过使用短波或者超声辐射。深层按摩和主动运动（通过随意性肌肉收缩和弛缓使受其控制的部位发生运动）也可以让肌肉产生热量。与人们的预期相反，热敷不会增加血流量，因为这种热量不会渗入皮肤，更不用说到达肌肉了。另一种荒谬的说法是，冰敷可以通过激活对寒冷的应急反应增加血流量。

但是人们怎样做才能增加局部血液循环呢？除非疼痛在某种程度上是因为血流量减少或者一些其他机制导致氧气减少，否则增加氧气含量是没有价值的。

正如读者所知，这是我们的假设——现在被风湿病学研究支持——氧气缺乏的确是跟肌肉紧张综合征相关的肌肉疼痛的原因。无论如何，我不会使用这些治疗形式，因为只有暂时的作用，并且因为它们是关注身体本身的疗法。这一决定的合理性已经在肌肉紧张综合征的治疗方法章节中做了充分的讨论。

热敷或者冷敷的运用，放射疗法（现在大多数是超声波）的运用，深层和浅表按摩和主动运动被广泛应用于疼痛疾病的治疗，都几乎不考虑假定的病理学。举一个例子，做出了腰间盘突出的诊断,同时也决定了外科手术并不能保证什么。在那个案例中,卧床休息一段时间之后,如果疼痛依然存在的话,医生就会为他开具物理治疗,通常包括深层热疗、推拿和锻炼。很难理解这些治疗方法是为了达到什么目的。这不能改变受挤压间盘材料的结构上的状况,只会暂时增加血流量,并且可能强化肌肉。但是,最后又能怎么样呢?

多年前,作为一个医生,我无数次地写下这一处方。我必须承认,使用这一处方的基本原理是含混不清的,并且没有一点建设性的意向:"做点什么,疼痛可能就消失了"、"加强腹部和背部肌肉以支撑脊椎"、"放松肌肉",等等。

如果一个物理治疗师是非常有天赋的,那么结果通常很好——哎呀,这里依然是安慰剂效应在起作用,也就是所有这样的好结果并不会持续很久。然而,如果这个治疗师继续为病人治疗,另一轮的治疗可能会导致疼痛消失数周或者数月。但是,这个病人依然生活在很多禁忌和忠告中,而且经常表现出对疼痛复发的恐惧。

战胜炎症的治疗方法

对于任何一种用于战胜炎症的方法,我的第一反应是:"什么炎症?"据我所知,没有人曾经证明任何背部疼痛症状中有炎症的存在,但是大量的甾体和非甾体抗炎药被用于治疗中,包括处方药和非处方药。判断这些药的效果有点难,因为它们中的大部分都同样具有止痛作用。既然肌肉紧张综合征中没有炎症，那么症状的改善只能归因于药物的止痛作用或者是安慰剂效应。

在很多病人中，甾体会暂时减轻或者消除肌肉紧张综合征的症状。我不知道这为什么会发生以及这是如何发生的。我看到，这些病人当疼痛消减时，他们对永久性解决症状的治疗方法作出了反应。

治疗慢性疼痛

在第四章肌肉紧张综合征的治疗方法的结尾处，我描述了一种在全国被广泛用于治疗慢性疼痛的项目。这里我重复一次，疼痛的治疗不是医疗健康。疼痛是一种症状，像发烧。在"特定的心理因素导致病人夸大了疼痛"的假设之下，分离性疾病的地位已经被提高了。正如前面所描述的，这一理论要求医生承认疼痛的结构性原因的持续存在——而这是被夸大的。

以我的经验，无论是轻微的还是严重的，急性的还是慢性的疼痛症状，大多数病人的心理变化导致了疼痛，而不是结构性异常。去治疗这些症状并不比治疗肺炎球菌性肺炎的发热来得明智。

这一新的理论来自哪里呢？起源于医生对于疼痛原因精确诊断的失败。然后，当疼痛变得严重和无能为力时，他们举起手希望有人能够减轻他们照顾这些病人的负担。当行为心理学家随同"心理需求创造了一种被称为慢性疼痛的全新疾病"理论一起出现时，医生很开心能转移这一责任。当沮丧的医生发挥不了他们作为诊断者的作用时，疼痛被提升到被心理学家许可的疾病的地位。

疼痛曾经是，并且永远是一种症状。如果它变得严重并长期存在，是因为导致疼痛产生的原因是严重的，并且已经得到承认。就这些疼痛症状而言，"慢性"是错误诊断的一种作用。下面的病例清楚地展现了这一点，并且切合这一章的结论。

病人是一个中年女性，有一个幸福的家庭，当我们注意到她时，她已经卧病在床快两年了。多年来，她一直遭受背部下端和腿部的疼痛。虽然已经做过两次手术，但病仍逐渐恶化到她的生活几乎全部受到限制，结果只能躺在床上。

她住院了。在那里，我们发现她的疼痛没有长期的结构问题的证据，但是有严重的肌肉紧张综合征症状。难怪，因为心理评估表明，当她是个孩子时，曾经忍受可怕的性虐待和心理虐待。她一怒之下，选择意识不到这些。她是一个愉快的女性，是会自动压抑怒气的那种类型。这么多年来，怒气慢慢地积聚，她只能通过严重的疼痛症状来压抑它。

她的改善是疾风暴雨型的。当她的生活细节暴露出来并且开始承认自己的狂怒时，她经历了各种身体症状——心脏和循环系统的问题、胃肠系统的问题、过敏反应——但是，疼痛开始逐渐减弱。小组和个体心理治疗是紧张严肃的。幸运的是，她非常聪慧，很快就抓住了肌肉紧张综合征的概念。当疼痛减轻时，工作人员帮助她再次获得行走的能力。住院14周之后，她回家时，疼痛完全好了。她准备再次重新开始她的生活。

这个女性并没有患上"慢性疼痛"的疾病。她换了一种身体疾病——肌肉紧张综合征，这是由恐惧的心理创伤导致的。曾经遭受的虐待让她很受伤害，以致她的疼痛如此严重和持久，但她从中获得了心理益处。因此，这个例子就说明了为什么我要反对那样的一种观点。

同样，我坚持，肌肉紧张综合征的治疗要求一种教育性的心理治疗方法。大多数病人并不需要心理治疗，但是，他们的确需要知道所有人都会制造和压抑消极情绪；并且，这些消极情绪可能是身体出现症状的原因。

第七章

心理和身体的交互作用

　　心理和情绪的状态能够或好或坏地冲击和改变身体的任何一个器官和系统。身体疾病的过程往往是心理现象的结果,并且,能够通过心理变化停止这一身体疾病的过程。

> 好的精神、愉快的态度、积极的情绪状态显然具有阻止和消除疼痛的能力。

关于肌肉紧张综合征的原因和治疗方法,有一件事情已经完全清楚了,那就是它是可以被称为心身联结的令人惊讶的例子。医学界意识到这种交互作用的历史是漫长和多变的。希波克拉底(Hippocrates,古希腊医师)建议他的哮喘病人提防怒气,这是2500年前提出的建议,这个建议的提出已经说明希波克拉底已经认识到"情绪对疾病具有影响"。这一观念遭到17世纪的哲学家和数学家雷内·笛卡尔(Rene Descartes)的重创,他坚持认为心理和身体是完全分离的实体,并且应该分开来研究。笛卡尔认为心理应该是宗教和哲学关心的领域,而身体应该用实证的研究方法被客观地研究。在很大程度上,现代的医学研究和实践依然是以笛卡尔的学说为范例的。普通的医生将疾病看做身体机器的一种故障,并且将其自身的职责看做发现问题的特性,然后改正它。医学研究主要依赖于实验,不能在实验室研究的被广泛认为是不科学的。尽管这是一个显而易见的错误的推论和见解,但依然是大多数医学研究者遵循的首要研究指导原则。笛卡尔的精神依然很有生命力。

夏尔科和弗洛伊德

19世纪后期，著名的法国神经病学家让·马丁·夏尔科（Jean-Martin Charcot）以他治疗一组非常有趣的病人的经验震惊医学界的时候，赋予了心身交互作用原则新的生命。那些病人的症状被称为歇斯底里发作（或癔病发作），他们没有任何神经病学疾病，但会突然表现出神经病学症状，像一只手臂或一条腿瘫痪。想象一下，当他证明当病人被催眠时，瘫痪症状会消失，这对他的医疗观众将会产生怎样的影响。因此，人们不再要求更有说服力的证据来说明心身联结了。

来到夏尔科著名的诊所工作的众多医生中的一个是维也纳精神病学家西格蒙德·弗洛伊德（Sigmund Freud），现在他的名字家喻户晓。理应如此，因为他发展了无意识思想的概念（如果你喜欢的话，也可以称做潜意识），没有它，我们就不太可能理解人类的行为。然而，尽管事实是100多年前弗洛伊德就开始写到这一主题，但现在也只是精神分析学派的精神病学家和心理学家会意识到潜意识中的情绪活动以及它对人们做什么和如何感受的影响。这是非常不幸的，因为像肌肉紧张综合征、胃溃疡和大肠炎都源自潜意识，并且必定和产生于那里的情绪有关。

弗洛伊德对患有歇斯底里症的病人极度感兴趣，并且开始和他们一起工作。他被催眠术可以暂时消除症状的观察数据所激励，但这不是治愈。最终，弗洛伊德得出结论，这些病人表现出来的戏剧化的虚假症状，他称之为歇斯底里转换症。这是一个复杂的潜意识过程的结果，在那里，痛苦的情绪被压抑了，然后转换为身体的症状。他认为这些症状是象征性的，代表了情绪紧张的一种转换。弗洛伊德的观点是，压抑的过程是反抗痛苦情绪的防御机制。然后，他在这些病人患的症状类型和那些影响内脏（比如胃肠）的病症之间做了一个区分。他相信后者归于一种不同的类别，并且不能用心理的途径进行治疗。他发现能够通过精神分析的方法帮助很多歇斯底里转换症的病人。精神分析法是他发展出来的治疗方法，他也因此而闻名于世。

在我看来，弗洛伊德对医学界最大的贡献是他认识到人类无意识的存在，并且坚持不懈地通过自己的事业去理解它。他的造诣使得他与爱因斯坦、伽利略及其他伟大的革新科学家齐名。

弗朗茨·亚历山大

虽然弗洛伊德可能被称为心身联结第一个最伟大的支持者，并且一辈子都将兴趣保持在这个领域，但是他的学生为这个领域作出了更大的贡献。他的学生中最突出的是弗朗茨·亚历山大，他和他的芝加哥精神分析研究所的同事们一起，在心身医学领域做了这个世纪最为重要的一些事情。在这个领域，他离开了弗洛伊德，是因为他宣称器官异常，像胃溃疡，也是心理因素导致的，虽然与产生歇斯底里转换症的那些心理因素不同。他声称，植物性神经官能症（像溃疡和肠炎）是对持续或反复发生的情绪状态的一种心理反应。他研究胃肠道疾病、支气管哮喘、心律失常、高血压、精神性头痛、偏头痛、皮肤病、糖尿病、甲状腺机能亢进和风湿性关节炎。他认为，在每一个案例中都有一种特定的心理情境管制特定的疾病。比如，被压抑的愤怒就会产生高血压。在后面的章节中，当我解释关于心理导致身体疾病的理论时，我会回到这一概念。

亚历山大的另一个重要贡献是：通过回顾医学心理学的历史（发表在《心身医学》一书中，纽约：诺顿，1950年），他指出，随着19世纪现代科学医学的发展，心理对健康和疾病的影响方面的研究被抛弃了。现代医学相信，每件事情都能够以物理和化学基础得到解释。身体毫无疑问是一个复杂的机器，你需要做的就是了解它是如何组合起来的，了解它是如何应对加之于它的外在的东西，那么你就可以远离疾病，创建完美的健康状态。正如我们上面说到的一样，这一观点最初是由笛卡尔提出的，是对医学精神和神秘过去的反对。因此，医学瞧不起弗洛伊德和他的追随者，并且控告他们是伪科学。

病理学中占统治地位的物理化学理念

亚历山大认为他已经成功地应对了医学界的批评，通过在工作中运用严密的科学方法和正式宣告在医学方面即将进入一个新的时代。在这个新的时代里，情绪在健康和疾病中的作用将会被重视和大量研究。但是，遗憾的是，事实并非如此。当弗洛伊德的热情和有天赋的门徒从医学界消失时，情绪直接为一些特定的医学疾病负责以及在其他方面起着重要作用的观点也随之消失了。笛卡尔的医学哲学再次建立了他们的统治地位，并且，情绪也被排除在医学研究领域之外。医学杂志《心身医学》是由亚历山大和他的同事们创建的，结果被一帮只对实验和统计数据感兴趣的工人接管了。他们说，如果它不能在实验室被研究，那么它就是不科学的。因此，心身观念是不科学的，并且不能被研究。

随着时间的流逝，医学的物理—化学理念变得如此强势，以致一大批精神科医生开始称自己为生物学精神科医生，并正式宣称情绪疾病是大脑机能化学异常的结果。医生需要做的就是发现每一种疾病的化学缺陷的特性，然后用一种药物修正它。以他们的观点来看，抑郁和焦虑只是大脑化学反应错乱。自然的，药物开发商和销售商乐于见到事件的这种转向，但是他们不发起这件事情，这是精神病学界做的事情。

这种想法明显的错误推论是：毫无疑问，大脑中有化学改变，这可以通过与正常和异常情绪状况有关的检查发现，但是这种化学改变不是原因，而是情绪状态的机制或结果。如果你用化学方法治疗病人，就是在实践糟糕的医学理念，因为你只是在治疗症状，而不是追寻病因。

举个例子，卓尼先生很焦虑，因为他正面临财政危机，并且有各种焦虑症状。他的医生给他开了止痛药，而不是给他提一些建议帮助他应对现实处境。这就是糟糕的医学实践。

病理学中占主导地位的是物理化学观点，这一局面的反转发生在过去的35年间。在这段时间里，医学界的主流似乎远远脱离了对心身关系的兴趣。最近的是1985年6月，《新英格兰医学杂志》的一个主编，写到我们知道的这方面的相关知识大多是民俗。这个主编在全世界范围内引发了一股反抗风暴，因为好的研究已经开始实施于这一领域了。但这显示了笛卡尔忠实追随者的自信和自负。幸运的是，一个同样重要的医学杂志提供了一些平衡。英国杂志《柳叶刀》在1985年7月由它的主编发表声明说，心身关系领域的研究已经开始做了，并且暗示医学界将开始密切关注这一研究。这个编辑部在这一研究领域名气并不大，但是他肯定比《新英格兰医学杂志》编辑部更客观和科学。

当前心身研究的地位

如果我描绘了一个糟糕的景象，那是因为美国绝大多数的临床工作和研究一直是结构化导向的。然而，有一些亮点才没致于所有都是。新观念总是遭遇阻碍，并且一般在初次出现的时候都会被拒绝，特别是这个新观念挑战或超出了人们原来很长一段时间持有的富有成效的观念。在过去的100年间，医学界最突出和最有价值的进步是实验发现的结果（比如青霉素），并且，我们在称之为实验医学的时代欠了一大笔债。但是，我们必须要前进，并且认识到新的研究方法是必须的，特别是从事艰难而神秘的大脑研究的医学工作者。

弗朗茨·亚历山大引用爱因斯坦曾经说过的一句话，亚里士多德的运动观点阻碍了力学两千年的发展，心身医学也是这种情况。如果笛卡尔哲学对心理的特别是情绪对身体的影响的研究也做同样事情的话，类似的遗憾就会发生。

为什么当代医生接受心身观念存在问题呢？我相信是因为他们把自己看做人类身体的工程师。健康和疾病都可以用物理和化学的词汇来表达，一个思想或者一种情绪就能在一定程度上影响身体的物理化学作用，这种观点在他们看来是诅咒。这就是为什么我的工作被如此故意地忽视。我已经验证了一个结论性的成果，真正的身体疾病的过程也是心理现象的结果，并且能够通过心理停止这一身体疾病过程。这可能会被列为异端邪说，其次，这超出了大多数医生的理解。在他们的训练中，没有为他们接受这一观点作任何准备。并且，对他们而言，这有点像巫术。它带着战栗提醒他们，这是笛卡尔之前古老时代的不科学的医学。荒谬的是，缜密思考过的门外汉更能够接受这种观点，因为他们没有接受过现代医学教育，所以不会背负现代医学的哲学基础的负担。现代医药科学被科学限制了，因为它将自己封闭起来，不再前进，不想踏出它熟悉的技术的安全圈进而去冒险。我们应该从理论物理学领域吸取教训——在理论物理学领域，老的观念按照新的知识被不断修订。

我的关于心身交互作用特性的假设

在回顾我们对心身交互作用的理解的最新进展之前，最好先描述一下与这一主题有关的我的假设。已经发布的这些观点中的大部分是我从诊断和治疗肌肉紧张综合征的经验中提炼出来的。在此，我强调它们都是假设。

首先，也是最为基础的观点是，心理和情绪的状态能够或好或坏地冲击和改变身体的任何一个器官或系统。这一过程的实现机制我们并不知道，虽然相关研究已经开始寻找答案。但是并不应该为此困扰，因为我们同样不知道大脑是如何将进入我们耳朵的混杂声音转换为可以理解的词句的，也不能更多地了解大脑是如何将我们用眼睛看到的无数的没有意义的形状和线条转换成我们可以识别的字词或事物的，但我们的确这样做了。大脑做的大部分事情对我们来说都是神秘的，都是在潜意识中进行的。那么，为什么我们要困扰于不能解释心理和情绪现象是如何作用于大脑和身体的呢？发生在卢尔德（Lourdes，法国最主要的城市之一，基督教最大的朝圣地）的事情是真实的，印度苦行僧做的事情是真实的，安慰剂的效应也是真实的。医药科学应该做的事情是去研究它，而不是嘲弄它。

让我强调一下，在我的观念中，心理可以影响任何身体过程。

心灵的组成

差不多花了100年的时间，心理情绪结构的组成才被接受——人们有时候称之为心灵，它是由多方面组成的。心灵似乎是个多维结构，有时候是一些相互冲突的力量，它们都是在意识层以下发挥作用的。我们获得这一知识要归功于弗洛伊德，他终其一生都在理解和描述它们。他的本我、自我和超我的构想和描述众所周知。我不具备对我的观察数据进行精神分析的基础和知识，我所能做的就是描述我所看到的。呈现在我面前的是心理因素中导致身体现象的事物，至于这些发现是否切合现代精神分析理论就留给专家们去决定了。

让事情简单化，我们可以将这种多维的情绪机制称做人格。所有的人都有一个人格，而且我们都能够意识到它的一些特点，比如，知道我们是否有强迫症和完美主义倾向。但是，人格的一些重要成分我们意识不到，它们存在于无意识之中，却可能对我们的生活产生巨大影响。有一点很清楚，所有人类的人格基本结构组成部分都是相同的，只是可能这些部分的组织结构以及每一个部分在个体生活中的相对重要性有很大的差异。举个例子，每个人都有良心，一个人的良心强烈到完全控制他的生活，而另一个人则非常微弱，以致他的社会行为徘徊在犯罪的边缘。

无意识人格一个非常重要的部分是孩子气的，是原始本能的感觉或欲望，因而，也是自我陶醉的。这就是自我关注，不关心他人的需求、愿望以及感受。这是自我导向，这一部分的大小（也可以称为能量或者影响力）因人而异。在一些人中，这一部分的比重很大，因此他们更有放纵或者孩子气的行为或反应倾向——虽然很难被测查，因为人们的行为经常被成人行为所包裹。毫无疑问，很多情绪和行为从儿童时代就遗留下来。儿童一般虚弱和敏感，他们依赖性强，有很强的依赖倾向；他们不过多地思考自己，一直需要支持，容易焦虑和愤怒，并且没有耐心。在一定程度上，所有的人在进入成年期之后依然无意识地产生一些这样的情绪。总之，人跟人之间的差异非常大。

约瑟夫·坎贝尔（Joseph Campbell），伟大的神学家、哲学家和教师，其告诫说原始部落有传代仪式，通过它，男孩和女孩成为男人和女人。它们总是戏剧性的，经常会造成精神创伤，但总是特殊和有力量的。毫无疑问，它们通过在童年和成人期之间划定一个明确的界限，来帮助消除残留下来的童年的影响。现代"文明社会"没有这种仪式（成人仪式的确定是最接近的，但并不如原始仪式有力量），因此，我们遭受着由此带来的苦难。如果儿童期和成人期的界限是模糊的，我们可能会保留更多的孩子气倾向，尽管年龄在不断增长。

焦虑有可能是每个人生活的一部分，它起源于情绪系统对压力和日常存在的束缚的反应。压力越大，产生的焦虑越多。并且，正如肌肉紧张综合征心理机制一章中所描述的一样，同样的情况存在于愤怒情绪中。

愤怒可能是我们产生的情绪中最重要也是最少受到重视的一种。著名精神分析学家和伦理学家威拉德·格林（Willard Gaylin）在1984年出版了题为《暴怒之中》的书籍，探索了现代人的愤怒话题。因为愤怒跟我们在文明社会行为要得体的观点如此相悖，以致当在无意识层面产生愤怒时，我们倾向于压抑它，并且依然感觉不到它的存在。对于我们为什么要压抑愤怒有很多理由，大多数都是无意识层面的。这在心理机制一章中已经列举过了。

压抑不受欢迎的情绪倾向是一个人情感生活中一种极为重要的因素，再次，我们感激弗洛伊德对这一概念所作出的贡献。我们因为一些显而易见的原因，压抑焦虑、愤怒、虚弱、依赖和低自尊等情绪感受。

在情绪维度的另一端，有弗洛伊德提出的超我，这是我们的法官。它告诉我们哪些事情该做，哪些事情不能做；而且，它是一个严厉的监工。实际上，它增加让我们焦虑和愤怒的压力，并且真正导致我们的紧张。正如我在前面所说的，患有肌肉紧张综合征的人们倾向于努力工作、责任心过度、勤奋、野心勃勃和过度追求成功，所有的这些都给饱受批评（处于困境）的自我增加压力。

进一步的观察数据表明，在无意识层面有强烈压抑不受欢迎情绪的倾向，那里似乎同样有一种强烈的动力要把这种不受欢迎的情绪带到意识层面。受到冲破受压抑情绪的威胁，大脑创建诸如肌肉紧张综合征、溃疡和偏头痛这样的身体病症也就成为必然。

肌肉紧张综合征作为心身互动的一个例子：等价的原则

我们现在能够进行这个问题的检验了——肌肉紧张综合征哪里适合广泛的心身体系？当然，这只是这种反应最基本的例子。我将它看做一组身体反应中的一个，所有的反应都是因为相同的目的而产生。与肌肉紧张综合征等同的疾病有胃溃疡、痉挛性结肠、便秘、湿疹、过敏性鼻炎（花粉热）、前列腺炎（经常）、耳鸣（经常）和头昏眼花（经常）。这只是部分清单，但是代表了这类反应中最常见的部分。闲话一下，我在诊疗过程中见过喉炎、由疾病引起的嘴唇干燥、尿频和很多其他服务于同样目的的疾病。我相信这些疾病可以互相交换，并且相互等同，因为它们中的很多在肌肉紧张综合征病人身上会交替发生，有时候同时发生，但更多的时候是串联式出现。最近我见到一个病人，他说曾经有很严重的偏头痛（从他的描述中判断也有可能是紧张性疼痛），但自从开始腰背部疼痛和坐骨神经痛之后，头痛就消失了。

等价也意味着当病人的肌肉紧张综合征疼痛消除之后，这些疾病也会随之解决。这种情况在花粉热中是最常见的。我教导病人，在这个清单中的所有疾病都服务于同样的心理目的。

考虑一下下面摘选自几个月前我收到的一封信的内容。这个男人第一次写到，他的妻子是一个背部疼痛病人，恢复得非常好，并且，他接着提及：

"你可能记得在授课结束后，我专门找了你，并且说到在过去二十年来我一直患有胃部问题。你告诉我运用同样的原则，很好地回应了我的质疑，它起作用了。我已经吃了很多年的各种药片和氢氧化铝，年数多得我已经记不清楚。我的胃部问题开始于高三。如果不立即吃一些胃药或者其他药物我几乎不能吃肉。通过运用你的理论，并且认识到潜意识思想是如此多地控制着我们的日常生活，我的胃部问题完全好了。当我试图向人们解释我发生了什么的时候，没人相信我，但我确定你能理解。"

能够确定，没人相信他，因为外行人出现健康问题一般都会从医院寻求专业帮助，并且我们已经描述了医学在这类事情中的地位。据我判断，只有10%的人能够理解这个男人的经历。

从理论的观点来看，这个等价原则中有一些有趣的启示。就我已经列出来的疾病组而言，这是值得关注的。它偏离了弗朗茨·亚历山大的假设：特定的疾病具有特定的心理作用。在他的经典著作中讨论的精神力学，被认为是胃肠、呼吸系统和心血管问题的原因。来自肌肉紧张综合征和这些相关疾病的经验表明，可能有一个共同的特性，也许是焦虑，能够带来这些疾病中的任何一种。在那个例子中，一些其他情绪，比如愤怒——可能是最基本的——它会轮流导致焦虑，然后带来随后的各种症状。

就个人而言，我经历过胃酸增高、肠炎、偏头痛、心悸和各种典型的跟肌肉紧张综合征相关的肌肉与骨骼方面的症状，并且知道它们都是压抑愤怒的结果。一旦了解了这一把戏，我通常能够确定生气的原因，并且经常能消除相关症状。

有趣的是，上面列出来的疾病大部分是通过自主神经系统来调节的。就我们知道的花粉热而言，却不是通过自主神经系统调节，而是免疫系统出现了故障。随后，当我们讨论心理神经免疫学这一新领域时，将会回到这个问题。

身体疾病作为防御机制抵抗受压抑的情绪

这在第二章中已经讨论过了，在这里只是简要重申一下身体症状的目的。不管它是骨骼肌还是胃肠道或者泌尿生殖系统的症状，都是为了分散注意力，这是一个允许个体避免情绪或者处理不受欢迎情绪的机制。从本质上说，大脑缺乏处理这些情绪的愿望。然而，人们必须在潜意识所做的决定和清醒地做的决定之间做出清晰的区别。正如本书前面所指出的一样，肌肉紧张综合征病人只是在现实中有很好的应对技巧，而他们的无意识思想却是怯懦的。这一观点合理性的最好证据是病人仅仅通过学习肌肉紧张综合征的知识就能够阻止这一过程的事实。当它被确定为是什么的时候，分散注意力就不再起作用。正如在第四章治疗方法章节中提到的一样，很多人称他们阅读了我的第一本书之后，背部疼痛的症状就解决了。由此可以清晰地看到，他们是被获得的信息治愈的。那不太可能是一个安慰剂。

弗洛伊德和他的学生认识到歇斯底里症状有时候会携带疼痛的形式。多年以来，我已经诊疗了大量的肌肉紧张综合征重症病人——症状非常严重以致他们通常卧床不起。除了具有肌肉紧张综合征的经典症状——按压特定的肌肉和相关神经，坐骨神经会疼痛。这些病人还经常在奇怪的部位患有疼痛，并且具有奇怪的特点。"我感觉像有块碎玻璃在我皮肤下面"就是一个典型的例子。弗洛伊德将之称为歇斯底里痛。歇斯底里症状包括感觉运动系统，而不是自主神经系统，正是这点将它和胃肠症状区别开来，并且意味着它们具有不同的心理病因。我的观点是，肌肉紧张综合征和它的等价物及歇斯底里痛都是起源于同样的心理源，但是，情绪问题的重要性可能决定大脑选择哪种症状。

心理因素导致疼痛的一元理论

1959年7月,艾伦·沃特斯(Allan Walters)博士在加拿大神经社会学第十一届年会上发表了题为"心理区域痛又称歇斯底里痛"的演说。1961年3月,这篇演说发表在《brain》杂志。沃特斯博士的看法(争论)是,歇斯底里痛的名字不准确,因为在他的实践中,很多种心理和神经的状况都能导致通常被鉴定为歇斯底里的疼痛,并不仅仅是歇斯底里症(注意与我已经在上面建议的内容的相似性)。歇斯底里痛的典型症状是,它发生的部位不会导致神经结构上的感觉。

沃特斯建议将这类疼痛命名为心理区域痛(Psychogenic regional pain)。称它为心理性(psychogenic)是因为这一疾病症状很显然是一种心理或情绪疾病的结果。所有的病人都必须被全面研究以排除身体损伤。区域性(regional)则因为疼痛包括身体的一个特定区域。

我的经验支持和拓展了沃特斯博士的观察结果。我既诊疗了肌肉紧张综合征带来的疼痛——包括肌肉、神经、肌腱和韧带痛,也诊疗了伴随不同严重程度焦虑状态的心理区域痛以及精神分裂症和躁狂抑郁症。似乎,当大脑需要抵抗痛苦或者不受欢迎的情绪时,它就会从全部的痛苦的或者不痛苦的疾病中进行选择。当情绪症状很严重时,我们通常会看到区域性疼痛。

我将进一步假设,除了情绪疾病的严重程度不同(比如轻度、中度或者重度焦虑),个体也会将这些情绪压抑到不同的水平。我有这样的印象，在一些人身上，这些情绪被深深地掩埋，以致心理治疗师很难帮助病人将这些情绪带到意识层面。而在另一些人中，这些情绪就在表层之下。毫无疑问，越是疼痛或者恐惧的病人，他们的情绪掩埋得越深。

在我的从业经验中，伴有更严重问题的病人，通常在接受教育程序之外还需要进行心理治疗。这些人，在我诊疗的人中大约占5%。

情绪和更严重的疾病

医学界有部分人相信情绪对健康和疾病的所有方面都有影响。我就是其中一员。亚历山大建议消除心身医学（Psychosomatic Medicine）这个词，因为它是多余的——医学上的所有事情都以某种方式受到情绪的影响。我相信所有的医学研究都是错误的，如果它们不考虑情绪因素的话。譬如，一个从事动脉硬化研究的项目通常包括对饮食（胆固醇的高低）、体重、锻炼、遗传等因素的考虑。但是，如果不考虑情绪因素，结果在我看来必定是无效的。

在讨论情绪在其他哪些医疗问题中起到重要作用之前，弄清楚人们是否直接做了这些事是至关重要的。病人在做完肌肉紧张综合征诊断后对我说，"我的感觉很不好，我自己按此做了"。其实，这很正常。一般情况下，我会告诉他们，在法定年龄之前很长时间，我们的情感模式就已经建立好了。事实上，这些是我们无法控制的遗传因素和环境因素相互作用形成的结果。其实，这和你能长多高、眼睛是什么颜色是一样的，甚至在你出生之前就已经决定了。因此，它们唯一影响生活的途径就是它们知道怎样去做。所以，如果你一开始就知道这些因素彼此之间的联系并愿意试图改变，你就可能会明白其中的道理。

相似特性的另一个反应是医生会坚持承认情绪的作用，比如在癌症中。他们提醒病人，情绪可能会导致癌症发生是很残酷的事情，这使他们感到内疚和有责任。对这一问题，我的回答是，这取决于你怎样将这一问题介绍给病人。你不能用信息重击他们，使得这一信息听起来仿佛是他们的情绪有毛病似的。你解释说，他们并不需要承担上述责任。并且要讨论他们的生活，努力判定可能导致癌症过程的情绪因素，然后跟进明确的建议，诸如他们如何才能改进和扭转消极的因素。当然，我不是说在这种观念基础上有一个制定好的治疗过程存在。这是一个需要做大量研究的领域。

目前心身医学的状况

今天，对关于心身联结的医学优秀在哪里的回顾感兴趣的读者应该读一下《内在治疗者》（纽约：达顿，1986年），作者是史蒂文·洛克（Steven Locke，M. D.）和道格拉斯·科林根

（Douglas Colligan）。洛克博士在哈佛医学院精神科，他跟其合作者做了一件杰出的工作——描述心理是如何影响身体的历史以及现代做出的努力。

我不同意在这本书中没什么重要的内容的观点。然而，我有这样的印象，作者过分关注免疫系统，并且暗示这一领域的未来依赖于他们命名的"心理神经免疫学"。心理神经免疫学的研究是极为科学的，并且将在我们理解很多严重疾病中起重要作用，比如癌症和一些自主免疫系统疾病（风湿性关节炎和糖尿病）。但在我看来，它只是情绪可以影响身体的任何器官和系统的较大研究中的一小部分。

肌肉紧张综合征是受自主神经系统调节的心身疾病的一个例子，但不包括免疫系统。我怀疑免疫系统并不参与情绪和心血管系统的交互作用。再次，我被这一事实迷住了——大脑穿过分界线去回应心理的需求。因此，具有同样心理诊断的病人，虽然病情程度各异，但都可能会发展出肌肉紧张综合征。

在国家心理健康研究所的大脑生物化学部，与大脑—身体交互作用的主题有关的极为重要的工作已经开展开来。这类研究的先驱之一是坎迪斯·皮特（Candace Pert），其曾经是那个部门的首领，他的工作已经证明在大脑和身体的不同部分和系统之间存在交流。因为这些非常有趣，有关这一工作的一篇优秀综述发表在1989年6月的《史密森》杂志上，作者是史蒂芬·霍尔（Stephen S. Hall）。

心理和身体通过无数种方式进行交互影响。本章接下来的部分，将综述那些比较常见的交互作用中的一些。

心理和心血管系统

引起我们对心理和心血管系统感兴趣的主题是高血压、冠状动脉疾病、动脉硬化、心脏心悸和二尖瓣脱垂。

高血压很常见，每个人都知道，并且有一点吓人，因为与它联系在一起的是心脏问题。它被假定跟很多情绪有关，但从未在实验室中被证明。在洛克菲勒大学工作的一个心理学家尼尔·米勒（Neal Miller）博士，证明实验室动物会习惯于降低它们的血压和调整很多其他的身体过程，这清楚地显示出大脑能够影响身体。

哈佛心脏病专家赫伯特·本森（Herbert Benson）博士，已经描述了被他称为放松反应的研究，并且证明这种类似冥想过程的运用能够降低血压。

1990年4月11日，一个非常重要的研究出现在《美国医学联盟杂志》（206期，第1929~1935页）上。彼得（Peter L.Schnall）和来自纽约科内尔医学院心血管和高血压中心的一个团队与来自纽约其他两所地方医学院的医生一起合作，并发表了一篇论文，证实了在工作中的心理压力（工作压力）与高血压之间存在明确的关系。这项研究也证实了这些人的心脏尺寸增大了，这是持续高血压带来的消极影响。很长一段时间以来，专家都在怀疑心理因素影响高血压。彼得博士的研究最大的价值就在于，它的设计和实施都非常缜密，以至于它可能让一部分怀疑论者相信心身结合的重要性。

很多肌肉紧张综合征病人称有高血压病史，这意味着同样的情绪状态可能带来其中任何一个。就在几周前，一个病人打来电话，告诉我她的背部疼痛消失了，但是却患上了高血压，这是一个很清楚的等价替换的例子。

相反，很少有肌肉紧张综合征的病人有冠状动脉疾病的历史，或者随后发展出这一疾病。我能够证明前者，但没有统计数据证明后者——这是一个临床经验。

几乎每一个人都听说过A型人格，并且A型人格的人容易患冠状动脉疾病。1974年，迈耶·弗里德曼（Meyer Friedman）博士和雷·罗森曼（Ray Rosenman）博士在他们的《A型行为和你的心脏》一书中对这一情况进行了描述。

A型人格的人被描述为极富野心，有攻击性，爱竞争，过分认真地工作，经常将自己置于巨大的时间压力之下，对赞赏和敌对具有非常强烈的需求。因为他们具有强迫、完美主义、过分勤奋认真的倾向，患有肌肉紧张综合征的经常将自己描述为A型人。事实上，他们在一些非常重要的方面存在差异。很多肌肉紧张综合征病人反对敌对态度，他们经常对自己良好、愉快、合作、助人的表现有强烈需求。虽然他们可能有野心，并且经常是非常有成就的，但是他们不强烈地追求他们的目标，而这似乎不是A型人格的特点。

在《A型行为和你的心脏》一书出版之后，大量的研究开展开来，试图弄清楚各种A型人格特征的相对重要性。研究已经证明，上述列出的所有症状，敌意可能是唯一一个容易使人感染冠状动脉疾病的特性。

对于一些人而言，他/她能意识到更多的愤怒，这是令人苦恼的事情，不管他/她是否患有肌肉紧张综合征。这引起了我的极大兴趣，因为诊疗经验不断证明，在肌肉紧张综合征的心理动力学中，被压抑的愤怒是很重要的。但是，我如何用在肌肉紧张综合征病人中冠状动脉疾病很少这一清晰的统计数据来验证这些事实呢？

显然，需要更多的研究和思考去解开这一谜团。单纯聚焦在一个特性——比如敌意，而不了解比我们实际知道的影响更大的愤怒的心理动力学机制或者人格的大量细节，这是很危险的。

行为研究代表的问题在这里是单维结构的，得出的结论则是基于过分简化的人类行为模型。这也是现代研究在这一领域的薄弱点之一。为了得出显著有效的结论，必须是可测量的尺度。而这种做法是恰当的，它会给完全肯定他正在测查什么的研究者带来巨大的压力。A型行为研究的历史就是一个很好的例子。

一个可怜的人会让事情更糟——将自己看做更容易生气一些。这意味着，他必须停止这样做，否则便是彻底地孤注一掷了（极为严重的）。他曾经被告知，生气这种行为容易给他带来心脏疾病，为了避免这一点，他最好停止他现在的行为方式。

我不倾向于建议任何一个人去相信其是A型人格的人。我告诉我的肌肉紧张综合征病人，从统计学上说，他们似乎不容易患冠状动脉疾病。如果，在一段时间内，他们意识到自己更容易生气，最好尽快摆脱出来——这已经超前了，因为他们意识到了。如果他们真的关心这一倾向，我会介绍他们去看心理治疗师，心理治疗师会帮助他们了解为什么有如此行为。在我的从医经验中，意识是良药。

有关整个A型行为最精彩的事情是它会使医学界的一些人相信：头脑中正在进行的事情可能对发生在我们身体上的事情极为重要，至少就冠状动脉疾病而言是这样。

动脉硬化，动脉硬化斑沉淀，都是同一个事情。既然窄化冠状动脉的是动脉硬化斑，并且已经证明情绪和冠状动脉疾病之间有关系，因此，我倾向于将动脉硬化概括为一般理论。动脉硬化是指血管里面的这些硬斑的储藏可能阻碍血液流动，或者成为血块的基础，然后堵塞动脉。很难忽视这样的结论：虽然我们清楚地知道遗传、血压、饮食、体重和锻炼都起着重要作用，但是情绪可能在动脉硬化中也起到一定的作用，不管动脉硬化发生在什么地方。

1990年7月，一个重要的报告发表在有声望的英国杂志《柳叶刀》上（336期，129~133页）。美国加州大学圣弗朗西斯医学院的迪安·欧尼斯（Dean Ornish）博士带领一个很大的团队做了一个随机的、受控的研究。在这项研究中，他们证明生活方式的改变（实践一年）竟然能够逆转在冠状动脉中的动脉粥样硬化（动脉硬化）过程。实验组的病人都接受低脂和低胆固醇的素食饮食，参与压力管理活动比如冥想、放松、想象、呼吸的技巧和伸展练习，并且定期做温和的有氧运动。除此之外，还有一周两次的讨论，提供社会支持，与为生活方式改变的项目加强联系等。结果，受控组的病人冠状动脉硬化的数量在这一年里没有增加。而随着冠状动脉堵塞的减少，实验组的病人则经历了胸绞痛发生频率、持续时间和严重程度上的降低。

这个非常重要的报告证明了长期被怀疑的事实：不光是饮食、锻炼和其他纯粹的身体因素决定了是否会患动脉硬化，心理因素对其也有影响。我预测，进一步的实验研究将确定人们的情绪状态作为一个最重要的变量——并且只采用密集的心理疗法——将会证明同样的动脉硬化的反转。

心悸对一些外行人来说通常意味着心率过快。医学术语是心动过速，心跳每分钟130~200下。以我的经验，最常见的形式是阵发性房性心动过速（PAT，Paroxysmal Auricular Tachycardia），它通常是由情绪因素导致的。不管是什么，应该由病人的家庭医生、内科医生或者心脏病专家来治疗。理想的状态是,这一疾病的情绪原因能被找出来。

心律不齐也被称做心悸。我一生都在间歇性地经历这些。再次强调,它们显然也是情绪事件的结果。它们同样应该被你的家庭医生诊断和治疗,以确定它们不是心脏异常的结果。通常,我们认为是自主神经系统调节着这些疾病。

最后,一种被称做二尖瓣脱垂的疾病也是一种很常见的异常——心(脏)瓣膜叶中的一个异常。心(脏)瓣膜叶变得松弛下垂,不能正常工作,因此一种低沉、连续不清的声音经常被听到。这听起来挺可怕的,但是很常见,女性比男性更易发生,并且与功能障碍无关。我已经患有这一疾病多年,但一直保持活跃状况,并且保持有规律地做剧烈的有氧运动。

其中非常有趣的是,一些医生认为它是心因性的,是由焦虑导致的。在医学界,有大量证据表明它与自主神经系统异常有关(《柳叶刀》,1983年10月3日,题为"二尖瓣脱垂中的自我神经功能")。

最近一篇文章出现在1989年7月的《物理医学和康复文献》(90期,541~543页)中报告的一项研究。其中,一组纤维肌痛病人中的75%都发现患有二尖瓣脱垂,这一疾病的发病率高于普通人群。正如之前我提到的,我相信纤维肌痛是肌肉紧张综合征的一种形式。

肌肉紧张综合征和二尖瓣脱垂都是由自主神经活动异常导致的,并且,肌肉紧张综合征无疑是情绪因素的结果。二尖瓣脱垂通常被划入身体疾病的清单中，它起源于情绪范畴。以我自己为例，我遭受过肌肉紧张综合征、胃肠疾病、偏头痛、花粉热、皮肤病和二尖瓣脱垂，我的很多肌肉紧张综合征病人也是如此。这表明，这些疾病的基础是同样的事情——受压抑的、不被欢迎的情绪。

让我重申非常重要的一点：大多数医生不能接受情绪能引发生理改变的观点，因此，他们切断了理解现在折磨人类的大量疾病的可能性。肌肉紧张综合征和二尖瓣脱垂肯定是归于这一类的。

总之，五种心血管疾病可能与第二章已经简要描述的情绪有关。五种疾病中有三种非常有趣，高血压、心悸和二尖瓣脱垂，这三者都是受自主神经系统调节。

心理和免疫系统

思考动物生物学的复杂性是令人振奋和无法抗拒的，很难想象有什么事情如我们人类这般复杂，难怪要花几百万年去进化。

免疫系统是极为复杂和有效的，它设计出来是为了保护我们免受所有外来事物的入侵。其中，最重要的是传染性病原体；同时，它还避免内在产生的危险敌人，比如癌症。免疫系统是由各种防御策略组成的：它可以产生化学物质去杀死入侵者，可以动员细胞大军去吞噬它们，并且还有一个精密的系统可以识别上千种外来物质，然后消除它们。

免疫学家多年来一直在考虑的是自主神经系统，虽然关于病人有很多困惑的故事，但是随着时间的推进，这些人发现心理可能与它工作的方式有关。这些故事的大部分都不被专家考虑，但是，现在有明确的证据表明不能忽视大脑已经卷入这一系统。

罗彻斯特大学的心理学家罗伯特·阿德（Robert Ader）开展了一个实验。在实验中，他试图训练老鼠讨厌加了糖精的甜水。这与巴甫洛夫的经典实验类似——他训练狗对响铃产生分泌唾液的条件反射。为了让老鼠产生对糖精的讨厌，阿德博士为之注射了一种化学药物，让老鼠作呕以致让它们将作呕与糖水联系起来。直到后来，他才认识到他注射的化学药物环磷酰胺也抑制了老鼠的免疫系统，因此，它们都神秘地死去。但是令人震惊的事情是，现在，他只需要喂老鼠加糖精的甜水，即使不注射化学药物，老鼠的免疫系统也会被抑制，因为它们已经学到（被条件化）将加糖精的甜水和作呕产生的化学物质联系在一起了。现在，只要喂食糖水就能导致免疫系统的抑制。这是一个里程碑式的发现，因为它证明了一个大脑现象。在这个例子中，是讨厌一种味道，结果使免疫系统受控。

毫无疑问，患有肌肉紧张综合征的病人在奇异的环境之下就会遭受疼痛，比如轻轻按压他们的胃部时。他们曾经被告知按压胃部对背部不好,因此他们条件反射式地厌恶那种姿势。自然的,接下来就会遭受疼痛。正如前面描述的一样,大脑可以影响身体的任何器官和系统。在阿德博士的老鼠案例中,影响的是免疫系统,在肌肉紧张综合征中影响的则是自主神经系统。

被阿德博士和他的同事发现的其他事情是,在实验期间,患有自身免疫系统疾病的老鼠增加了。这是因为这组疾病是由免疫系统激活了身体,并且产生有害于身体自己的组织的物质导致的。风湿性关节炎、糖尿病、红斑狼疮和多种硬化症都是这类疾病的例子。这意味着任何抑制免疫系统的事情都会导致这些疾病的增加,这就是自我免疫系统出问题的老鼠被喂食加糖精的甜水之后发生的事情。

这对人类健康和疾病的启示是巨大的,因为自身免疫系统疾病是人类所有类型疾病中最成问题和所知最少的疾病。这些实验表明,大脑可能在治疗这些疾病中起作用。就我个人而言,它进一步表明情绪在这些疾病的发病原因中扮演着重要角色。

诺曼·卡曾斯(Norman Cousins)在他的著作《疾病的分析》中,描述了他是如何战胜这些自我免疫系统疾病中的一种——强直性脊柱炎(一种风湿性关节炎)的。方法就是:认识到它是情绪性因素导致的,并且引介入一种幽默疗法再加上维生素C。以我患肌肉紧张综合征的经历,我倾向于认为他对情绪在产生疾病过程中的作用的认识产生了真正的治疗效果。这是可能的，正如在肌肉紧张综合征中一样，疾病的发生是为了将人的注意力从情绪领域吸引开去。当这个人认识到正在发生些什么的时候，注意力集中在情绪上，疾病就丧失了其存在的价值，消失了。

相信免疫系统被情绪严重影响的人们欠阿德博士一个人情，因为是他在的实验中展现了这一事实。但他不是唯一一个，其他实验科学家同样戏剧化地证明了心理和身体的联结。

我印象特别深刻的一个报告，1982年4月发表在《科学》杂志上，作者是维桑泰内（Visintainer）、沃尔皮切利（Volpicelli）和塞利格曼（Seligman）。他们描述了患有同样癌症的一组老鼠，其被置于两种不同实验环境下的电击之中，一组能够从中逃离，另一组必须忍受直到电击停止。两组获得完全一样剂量的电击，从中逃跑的能力是两组之间唯一不同的变量。据作者报告，接受不能逃避电击的老鼠不患肿瘤的概率是接受可逃离电击或没有电击老鼠的一半，死亡率则是它们的两倍。只有27%的接受不能逃避电击的老鼠不患肿瘤，而接受可逃避的电击的老鼠不患肿瘤的比例为63%，不受电击的老鼠不患肿瘤的比例是54%。

这一研究的清晰启示是，老鼠的免疫系统更容易被情绪抑制，并且有效性较低，因为是免疫系统的有效性决定了癌症被摆脱与否。如果老鼠的情况是这样，想象一下人类的情绪将会是多么重要。

癌症和免疫系统

情绪和癌症的主题我们已经介绍过了,现在就让我们进一步深入探讨一下,虽然它并没有被主流医学研究大量研究。这么多年来,已经有很多数据表明心理和社会因素在癌症成因和治疗中起作用。

这些因素中的一个被肯尼思·佩尔提埃(Kenneth Pelletier)所报道,在那段时间,佩尔提埃是美国加州医学院的一员。他对"癌症治疗奇迹"感兴趣,这奇迹已经发生在圣弗朗西斯地区的7个人身上,他想知道在这些人身上有没有什么共性。他发现,事实上,7个人都变得更加开朗,有了更多的从众倾向,并对自己之外的事物感兴趣,都努力改变自己的生活以使生活中有更多时间从事开心的活动;7个人都成为了虔诚的宗教徒,虽然方式不同,但所有的人都把事情看得比自己重要,每个人每天都会花一段时间冥想、静坐、沉思或者祷告;他们都开始了一种身体锻炼项目,并且都改变了自己的饮食,包括少吃肉和吃更多的蔬菜。看起来,像是社会和心理因素在这些奇迹般的治愈中发挥了作用。

佩尔提埃是一本有关心身联结畅销书的作者,这本书是《思想作为治疗者,思想作为杀人者》(纽约:德拉科特出版社,1977年)。

因为这些非常有趣,卡尔·西蒙顿(O.Carl Simonton)、斯蒂芬妮·马修斯-西蒙顿（Stephanie Matthews-Simonton）、詹姆士·克莱顿（James Creighton）写了一本名为《再次康复》（Getting Well Again）的书籍，描述了西蒙顿治疗癌症的技术。他们的方法是一种心理方法，他们寻求理解病人，并且寻找改变态度和观念的方法，因为他们相信这些对最终的结果很重要。

关于这一主题，最近很流行的一本书是《爱，医学和奇迹》（Love，Medicine and Miracles），是由耶鲁外科医生伯尼·西格勒（Bernie Siegel）撰写的。西格勒博士初入职时是一名外科医生，他意识到癌症的社会和心理维度，并且开始相应地治疗病人。他的书很鼓舞人心，因为它的畅销，已经有很多人了解了心理能够被调动起来对抗癌症的观点。

我们可能有一些理由去关注西格勒博士工作的性质，然而，因为缺乏心理和生理特异性，他没有呈现一个理论模型，用以说明情绪在癌症的产生和治疗过程中是如何发挥作用的以及他的工作是否切合这一模型。缺乏这些，他的工作不可能对传统医疗研究领域产生很大影响。

这是一种遗憾，因为迫切需要更精确地界定是哪些社会和心理因素导致了哪些疾病，以及是如何导致的。承认情绪在健康和疾病中的重要性，医学界必须重新检视它们持有的病原学理念。在情绪和身体的神秘鸿沟之间架起桥梁的尝试将要求最好的实验医学理念、兴趣和承诺。医学现在将这类事情归于癌症的基因研究或者化学疗法。

如果我们仅将"爱的力量"注入到医学背景，而没有认真研究它特殊的心理和身体的影响，那么我们是不能吸引这些人以及他们的忠诚的。如果不那么做，我们又怎样区分伯尼·西格勒（Bernie Siegel）、诺曼·文森特·皮尔（Norman Vincent Peale）和玛丽·贝克·埃迪（Mary Baker Eddy）呢？

除了这些考虑之外，像西格勒、西蒙顿、佩尔提埃和洛克（和我曾经提到的一些其他人）医生都是先驱，他们教导的内容对于医学的未来至关重要。

免疫系统和传染病

再说一遍，情绪与我们易受影响或损害的身体状态及战胜感染的能力有一定的关系。其实，意识到这一点已经有很长一段历史了，但是没有任何一个被医学界的医生普遍接受并很好地运用于日常的医疗实践中。经常感冒和泌尿生殖道感染是最普遍的，但是，有可能心理因素在所有感染过程中都起着作用。

就如在癌症中，正是免疫系统有效地发挥它的功效根除了在那个组织中的传染性病原体。被压抑的情绪能激活这种功效，并且允许传染病猖獗，但是有足够的逸闻趣事类的证据说明人们有能力增强自身免疫系统的功效——通过提升自己的情绪状态，或者采用其他技术，正如下面举的这个例子中所展示的一样。

1985年1月的《华盛顿健康邮报》封面文章是由萨利（Sally Aquires）撰写的一篇题为"心理对抗背痛"的文章。在文章中，她介绍了一个研究，是由阿肯色州医药科学大学的免疫学家和精神病学家组成的团队开展的一项研究。其中，一位女性被描述为"专注的冥想者"，她特地选择参加这一有趣的实验。

水痘病毒被注射在她的前臂。由于以前已经接触过这种病毒，她表现出惯常的积极的免疫反应：病毒接种处出现了一个直径大约1.5英寸的肿块，然后几天之内就消失了。为了确定免疫反应正在进行，团队做了一个血液检验，证明她的白血球正在积极地对抗感染。在这个程序伴随着同样的反应重复两次之后，她被指导试图停止身体的正常反应。这一尝试在她每日的冥想中进行，三周时间内，她前臂上排成一行的肿块变得越来越小。然后，她被要求停止干预正常的免疫反应，在最后三次病毒注射后，再次出现了惯常大小的肿块。

这清晰地证明了如果被教育怎样去做以及心理是如何改变身体反应的。参与这项研究的医生都很震惊于这样的结果，以至于他们在后续的9个月时间里重复了整个实验，并且得到了相同的结果。

传统医学研究很难发现这个时间的漏洞。在这个案例中，通过免疫系统的工作，我们看到了心理力量的惊人证据。

肌肉紧张综合征的治疗方法描述了一个类似的现象，在其中获得的知识具有干预一个不受欢迎的身体反应（肌肉紧张综合征痛）的能力。

过分活跃的免疫系统——过敏症

虽然这个观点是有争议的，但它是我的观点，并且是建立在对同时患有肌肉紧张综合征和过敏性鼻炎（花粉热）病人的诊疗经验基础上的。成人生活中的一些常见过敏症是肌肉紧张综合征的等价物，就是说，它们是由情绪因素导致的。当这个问题被讨论时，人们不免要说："噢，但是花粉热是由诸如花粉、灰尘和霉菌这样的事物导致的，你怎么能说是由紧张导致的呢？"如果十个人站在花丛中，并不是所有的人都会打喷嚏，只有过敏症者会打喷嚏。不过敏和过敏的人有什么区别呢？后者的免疫系统在紧张的影响下变得过分活跃——紧张是我们之前讨论过的受压抑的情绪之一。这已经被证实了，不是偶然，而是在肌肉紧张综合征病人中得到了再三验证，这些病人在他们的教育治疗过程中被告知花粉热是肌肉紧张综合征的等价物，可以用对待肌肉紧张综合征的方法消除它。并且，他们真的做到了。

在一个小组讨论会议中，G先生说他已经遭受了17年的秋季花粉热，但是今年没有。他将听到的知识记到心里去了，奇迹般地，秋季他没有遭受花粉热。

多年来，只要是接触猫沾过的东西，无论是什么我都会过敏（过去，我们认为这很危险，但现在，我们被告知它可能是猫唾液中的什么东西。猫精心舔毛，干燥之后，飘进空气中）。如果我走进一个屋子，不知道有一只猫生活在那里，我的眼睛会开始发痒并且还通常会不可遏止地揉搓眼睛。然后，猫进来了，我会说："哈，我现在知道为什么我的眼睛发痒了。"这时，眼睛停止发痒。这之所以会发生，是因为我知道过敏性鼻炎和结膜炎是我心理紧张的两种表现，这在第四章肌肉紧张综合征的治疗一章中有所描述。去鉴别这些情况，因为知道它们是什么是使之无效的方法，然后症状就会随之消失。

医学界大部分人都拒绝情绪与过敏症有关的观点。这两个例子不能用任何其他的方式进行解释。但它们表明，有什么东西是在自主免疫系统内部工作并对吸入的物质进行反应。但一个人怎么能仅仅通过思考就能停止这些症状呢？显然，与治疗章节中所描述的那些一样的心理—情绪动力在这里起了作用。

我没有证据表明这种"知识疗法"对任何其他常见的过敏症都有作用，因此我对它们只字不提，除非我有其中一个案例。那样，我才能够肯定地把我一生的精力都聚焦在情绪因素上。

顺便提一句，承认情绪的作用并不排除使用传统的医疗方法。

心理和胃肠系统

这是唯一一个让医生和门外汉都认识到情绪因素作用的领域。然而，当大多数人都在说溃疡是由紧张导致的时候，医生非常努力地试图证明它们不是。浏览任何一本胃肠系统疾病的专业医学杂志，你会发现很多文章都提出各种纯粹的身体原因，但没有提到情绪。这是在保持固有的观点，并且越来越关注疾病的物理和化学机制。

在17年来从事肌肉紧张综合征诊疗的过程中，我看到了肌肉紧张综合征与胃肠系统的持续关联。病人经常有心痛、食管裂孔疝（这被看做溃疡症状的一部分）、胃溃疡、肠易激综合征、痉挛性结肠、便秘或者胀气等肌肉紧张综合征病人最常见的疾病。胃肠这些部位也是首先出现疼痛症状的部位。

同肌肉紧张综合征一样，这些疾病都曾经被认为是自主功能异常的结果，在我看来，它们依次被同样的情绪因素所激发，这些情绪因素也是肌肉紧张综合征形成的原因。它们现在不如三四十年前那么常见，因为肌肉紧张综合征已经成为抵抗焦虑和愤怒的首选身体防御机制。另一个可能的原因是优秀抗溃疡药物的进步。因为这些药物可以消除症状，就没有任何事情能够抓住人们的注意力了。这就是心理因素引发身体疾病过程的目的，一旦病症消除了，大脑就会选择其他的事情，比如用肌肉紧张综合征来吸引人们的注意力。胃肠系统疾病发生率的下降已经在医学界得到证实。

这些胃肠系统疾病与情绪有关，并且能够用与肌肉紧张综合征相同的方式发作，这一观点最有力的证据是一个男人的故事。他陪妻子参加治疗课程，通过学习心理是如何影响身体之后，他体验到了伴随他一辈子的胃部症状的消除（本章前面有介绍）。

心理和头痛

持续或者周期性的头痛总是能够通过医生的常规检查发现。虽然很少，但它可能是非常严重的疾病（比如肿瘤）的一个信号。

我不准备在这里全面回顾头痛这一主题，但需要简要提一下。在我的经验里，大多数头痛是由各种紧张引起的，与肌肉紧张综合征密切相关。我怀疑它们的机制是一样的——通过收缩小血管将血液送给头皮肌肉。同肌肉紧张综合征一样，头痛基本的原因是紧张，正如我们已经明确界定的那样，发病模式和严重程度有很大的变化范围。

清楚的是，包括与颈部后面肌肉相连的头部背面的那些部位都是肌肉紧张综合征会牵扯到的一部分。一些病人称整个头部疼痛，另外一些人是前额疼痛。一个常见的抱怨是眼睛后面的严重疼痛。紧张性头痛则可能会同最糟糕的颈部、肩部和背部疼痛一样让人虚弱无力。

至于偏头痛，似乎具有与紧张性头痛一样的潜在心理病因，但是具有不同的身体症状。我偏头痛了几年，可以用患者的身份发言。如何区别这两种头痛呢？紧张性头痛是一种神经学现象，通常是视觉症状，发生在头痛症状之前。这种头痛发作时，有参差不齐的、弯曲的线条占据我视野的不同部分，看起来就像是哈哈镜，并且是闪烁的。那就是说，它快速地闪现和消失。基于某些原因，它们被称为"光源"。它们通常开始于一个小点，先模糊视野的一部分，几分钟之后，发展为上面提到的全面铺展开的模式。这种现象大概持续15分钟，然后逐渐减弱，随之而来的就是头痛，这会持续下去，直到变得很严重。

偏头痛有一点很可怕——它已经被证实是由大脑内的物质压缩血管导致的。曾经，我经历了一段小插曲，在此期间，我的演讲语无伦次了大概一个小时，几乎可称之为失语症。这是大脑语言区主要动脉受到暂时性压迫的结果。

关于偏头痛的好消息是，它同样是肌肉紧张综合征的等价物，可以用同样的方式阻止——至少在我经验中是这样。我全面地了解肌肉紧张综合征是几年前的事情。当时，我是一个年轻的家庭实习医生，患有间歇性偏头痛，当我跟一个老医生聊天的时候，他说他阅读了一些资料。资料中说，在一定程度上，偏头痛可能是由被压抑的愤怒导致的。下次，我的眼睛再次出现"光源"时——这意味着我有15分钟的时间去思考——我试图找出可能让我生气的事情，但头脑一片空白。然而，让我吃惊的是，随后，我并没有头痛，虽然一年中我依然有几次眼睛出现"光源"。

在回顾中，我很清楚为什么过去一直患有偏头痛和背部疼痛，我也知道我正在压抑些什么。现在，当得到警告信号，我通常能够找出我在为什么生气，并且一直都会被这些事实所吸引。不管我有多少次认识到被压抑的愤怒，我都会一遍又一遍地找出原因，因为它显然是我特性的一部分，应当用我提出的心理学方法去做。我明白了知识的力量能够有多大。通过鉴别自己正在做什么，我能够阻止一个非常痛苦的身体反应，就跟肌肉紧张综合征一样。

心理和皮肤，痤疮和疣目

这些皮肤疾病似乎和情绪之间关系密切。实际上，和所有心身过程一样，情绪导致疾病的作用并没有实验室证据，但却有大量临床证据。痤疮是常见的肌肉紧张综合征患者会有的"其他事情"中的一种，即使在他们已经出现背部疼痛之后依然存在。

有一个这方面的故事，一位男性，在他结婚戒指下面的皮肤得了一种发痒的皮疹。当他与妻子分离之后，皮疹很快就消失了。其他金戒指则并没有造成同样的皮疹。

这表明，皮肤疾病比如湿疹和牛皮癣都与情绪有关。我倾向于同意这一结论，但是没有证据证明正确与否。

巫医

心理力量的证据遍布在我们周围。安慰剂效应是十分普遍的。很多从业医生将他们的成功归结于这一现象，另外一些没有成功并不是因为安慰剂效应。

多年前，我在一篇文章中发现了一个心身交互作用的精彩例子，是路易斯·辉敦（Louis C. Whiton）发表在1971年8~9月的《自然史》杂志上的一篇论文，题目为"under the power of the Gran Gadu"。辉敦博士曾经在美国南部的苏里南开展了一项人类学研究——对来自被称为丛林黑人的一组丛林人群的部落巫医的治疗。他遭受了两年的右臀部疼痛的疾病——转子滑囊炎。后来，由他的私人医生、五个朋友和《苏里南日报》的主编陪同，他穿行了40英里进入帕拉马里博（paramaribo，苏里南首都）之外的森林，被一个具有很高声望的叫做瑞纳的巫医治疗。在辉敦博士的文章中有一张瑞纳的照片，他是一个长相令人印象深刻的人。

辉敦博士对治疗过程进行了详细的描述，仪式开始于午夜，总共持续了四个半小时。有很多的步骤：病人必须被保护免受恶魔的侵害；他的灵魂必须受到有关过去生活的审问，以吸引当地有益的神灵；必须将魔鬼推离出病人的身体，转移到巫医身上。就在那时,辉敦博士从地上苏醒,并且发现他的疼痛消失了。仪式继续进行,魔鬼从巫医身上转移到一只鸡身上,最后,以咒语和其他阻止恶魔重新进入病人身体的程序结束。

辉敦博士无疑是拥有了一次成功的治疗经验,因为他对心理的力量用于治疗身体有信心。无论如何,在美国这里,诱因对他来说没有任何意义。他需要一个有力量和高水平的医生,最终,他在苏里南的森林里找到了这样的医生。

我不同意安慰剂治疗,正如我在文中其他部分所说的一样,它们的效果通常是暂时的。但是,讲这个故事是因为它是心理能够做什么的另一个例子。

比彻博士

比彻(H.K.Beecher)博士是美国疼痛专业第一届出色的学生之一。1946年,他在《外科手术年报》上发表了一篇题为"战争中受伤者的疼痛"的论文(123期,96页)。这篇文章多年来被广泛引用,是因为它非常有趣的观察数据。但是现在,比彻博士已经归于沉寂,因为他说的东西已经不再被疼痛专业的学生所接受。

比彻博士访问了215个二战期间在欧洲战场上严重受伤的士兵,他们受伤的部位各种各样。比彻博士在他们受伤后很短时间就进行了访问,发现75%的受伤者只有非常小的疼痛,因此他们不需要注射吗啡。这反映了强烈的情感能够阻止疼痛。比彻博士进一步猜测:"在这种关系中,很重要的一点是站在士兵的角度换位思考——受伤突然将他从极度危险的环境中解放出来,那个环境充满了疲惫、不舒服、焦虑、恐惧和真实的死亡的危险,受伤给了他一张通往安全的医院的门票。他的所有问题都结束了,或者,他认为都结束了。"

这一发现被美国二战期间的一个军医署长的一篇报告进行了加强,并记录在马丁·吉尔伯特(Martin Gilbert)的书籍《第二次世界大战:一段完整的历史》(纽约:亨利霍尔特出版社,1989年)中,为了避免精神崩溃,步兵必须经常解除掉每一个压力。报告说:"受伤不是被看做不行,而是一种祝福。"

这是大脑能够调节和消除疼痛的另外一种途径。好的精神、愉快的态度、积极的情绪状态显然具有阻止或消除疼痛的能力。只是到目前为止,我还不知道它是怎么发生的。

我们同样对治疗过程如何在肌肉紧张综合征中发挥作用一知半解。这个时候,做这件事情也许超过了我们的心理承受范围。但是,我们需要去发现的是,情绪现象如何激发身体现象。毫无疑问,它们这样做了,但现在,我们必须满足于本杰明·富兰克林(Benjamin Franklin)的发现:"知道自然运行它的法则的方式对我们来说并不重要,知道法则本身就足够了。"

病人来信

感谢的话说不完

"萨诺博士,我感激你一辈子。感谢从你已经从事了20多年的工作中获得的勇气和友善,感谢你帮助人们永久地摆脱无能为力的痛苦。"

> 我把病人的来信放在这里，让他们自己来讲述……

很多病人写信给我，告诉我他们患肌肉紧张综合征的经历，以及他们看过我的书后所达到的结果。

我把来信放在这里，让他们自己来讲述……

亲爱的萨诺博士：

这封信是紧跟着1987年6月初我写给你的信之后的……我开心地告诉你，我的背部问题是肌肉紧张综合征，现在已经消除了大概95%的疼痛。一度，我注意到了一些疼痛，但是将压力源排除在意识之外后，我取得了很大的进展。曾经，我最大的问题是没法坐，但我又是坐在办公室工作的，所以这就成了非常棘手的问题。我买了一把特制的椅子，能将大部分的重量放在膝盖上。但现在，我能坐在常规的椅子上很长一段时间并且不用考虑背的问题。

亲爱的萨诺博士：

你的来信……我已经收到……在过去的三周，我一直在照顾我生病的妈妈。这无疑是对我的背部是否会再次受到伤害的一次考验！……我知道我的背部不会受伤，除了持续照顾老人带来的疲劳。因此，我作出决定将老人安置在"个人护理之家"……我兄弟住在那里。然后，去老人家里，花一周时间打包所有东西，并且把房子出售了。我确定疼痛是出于压力的原因。

不管怎么说，好消息是，我没允许这种情形将我压倒……我知道回家之后……休息几天就会好起来。

……我认为你的肌肉紧张综合征理论是准确的，我希望尽可能多的人能从你的研究中获益……

萨诺博士：

……我的背部疼痛开始于背部下端，那个时候我大约25岁（我现在34岁）。在我30岁的时候，疼痛蔓延到整个背部、颈部和肩部。疼痛是慢性的，并且经常让我虚弱无力。家庭医生治疗无效之后，我去看了一位神经科医师，又转而听从一个朋友的建议采用脊椎推拿疗法。经过两年半每周3次的调理，我的疼痛减轻了，并且控制住了，但并没有根治。我知道，作为一个海军官员，在不久的将来就会担负海外职责或者出海任务，并且，如果我想继续我的海军职业生涯的话，依赖脊椎推拿疗法的日子必须结束。正当我挣扎在两难境地时，我的一个亲属朋友向我介绍了你的工作……

……我认识到，你对肌肉紧张综合征患者的定位让我发现了一块新大陆。而且，你对肌肉紧张综合征的周详的心理学解释让我明白。这些，我从未从医生那里听说过，以前也没有阅读过类似的内容。这是多么让人宽慰的一件事情呀。最终，我找到了一个不仅能理解我所经历的痛苦，并且能提供良好医学推理和经验的人。我立刻接受肌肉紧张综合征作为我的诊断。最近，一个经验丰富的海军背部专科医生为我做了一个详细的检查，做了整套背部和颈部的X光，结论是我没有脊椎错位，没有异常突出，也没有关节炎的征兆。这一信息加速了我接受肌肉紧张综合征的诊断。阅读了你的书好几遍之后，大约两个月的时间，我的背部和颈部疼痛彻底消除了。两周之后，疼痛复发了，但我仅仅将我的思想重新聚焦在肌肉紧张综合征诊断上，大约一周之后，疼痛再次消失了。从那之后，我又经历过一两次复发，但同样的治疗很快就消除了它们，并且复发的过程在持续时间上逐渐缩短。

……我认为我的肌肉紧张综合征控制住了。我知道它不可能完全消除，但是我有信心不依靠脊椎推拿疗法或医生以及任何其他人就能控制它。我再次跟我的妻子和孩子一起快乐玩耍，我的海军职业生涯回到了正轨，并且我对未来充满希望……

亲爱的萨诺博士：

……1970年，我被诊断为椎间盘突出。我控制得很好，直到1979年我经历了又一次糟糕的发作。第二个医生（那一年我看了四个医生，两个医生说我患了椎间盘突出，两个医生说不是）告诉我说有两根椎骨靠得太近了，这导致了肌肉失调。我虔诚地一天做两次锻炼，一直坚持到今年春天。锻炼让我可以下床活动（1979年的大部分时间我在床上度过），但我从来没有好彻底。1986年，我的症状恶化了。我的大腿内侧战栗，并且非常疼。我吓坏了，我恐惧背部手术，因为结果福祸参半。

读了你的书之后，我开始忽略这些疼痛，更为关键的是，消除了对疼痛的恐惧。现在，我开始做我想做的事情。虽然依然会有一些不舒服，但是如果我继续保持，它就会消散。

这是一本精彩的书。背痛是疼痛的恶性循环，要卧床休养。更厉害的疼痛，则让人恐惧。它将你包围，让你如此绝望。我等待了数周去看书中所说的方法是否真能战胜疼痛。数周很快就过去了，因此我写信给你说"谢谢"！

亲爱的萨诺博士：

……现在距离我被诊断为腰椎间盘患有坐骨神经痛大约16个月了。在阅读你的书之前，我已经看了两个与医学院有交往的德高望重的整形外科医师和一个脊椎推拿治疗者,他们都使我相信,根据我的CT扫描结果和临床症状做出如上的诊断是确定的。我被要求卧床休息几周,还给开了抗生素,并被告知不要对康复抱太大希望。

差不多有4个月的时间,我都生活在非常疼痛之中。这给我的社会活动带来了极其讨厌的限制。我是一个临床心理医生,必须去看病人。开车是一件非常痛苦的事情,而且,我感觉我只能走很短的一段路程。随着我的无能为力的延续,我担心需要外科手术,而外科手术的结果如何则是个未知数。

开始读你的书时,虽然我忍不住怀疑,但又有些兴奋。尽管我接受了心理学的训练,但我没有任何问题地接受了整形手术医生提供的间盘损伤的客观解释。我注意到,当我紧张的时候,疼痛就会加剧,但这没有改变我认为自己受到损伤引发疼痛的观点。你的书提供了一个选择,让我去考虑这一似乎是正确的解释。

我突然明了,我只关注背部和腿部的疼痛,其他都不关心。并且,我非常恐惧自己的每一个动作。我的脊椎可能会进一步受到损伤的想象总是伴随着我。当我读了你的书,回想起第一个疼痛症状出现时,我恰巧遭遇了一件情绪压力事件。以前,我曾在一次压力期间患上了胃肠问题,因此我一直认为背部问题可能是以躯体化疾病为开端的。

听从一个已经被你的书"治愈"了的朋友的建议,我努力做更多的活动，而不管我的疼痛。当我第一次突然增加活动时是非常恐怖的，但很快认识到它们不会让我的疼痛恶化。我也注意到疼痛从一条腿转移到另外一条腿上了，尽管CT扫描显示我只有右边突出。这一观察结果是令人鼓舞的。我记起当我走过街区，发现左边和右边一样疼痛时，开心地大笑起来。你是对的。这整个苦难的历程是肌肉紧张——我的生活并没有真的被毁掉。

有了这个认识之后两周内，我过回了疼痛之前的生活。我开始走很长时间的路，并且能正常地坐下了，疼痛逐渐减小。我注意到，当有人在谈话中提到"间盘"一词时，我的疼痛就会增加。我不得不重新阅读几遍你的书以保持我的自信心，每读一遍，我的疼痛就会减少一些。我避免与我的整形外科医生以及相信他们患有结构性背部问题的人接触，因为我仍然在尝试新的理解。并且，当你想着你可能会变差的时候，恐惧—疼痛—恐惧—疼痛的循环的确会被激活。

开始恢复时，我看了一个物理治疗师，她认为你的观点多半是正确的，并且在帮助我扩展活动范围，重建肌肉力量。回想一下，她在让我再次感到活动是安全的这一方面提供了莫大的帮助。

去年，我已经不再限制我的身体运动。我做了许多对于腰椎间盘突出和坐骨神经痛的人来说应该是非常恐怖的事情，比如飞去泰国（26小时坐在飞机上），在地下室上面建造一间房屋，滑雪，徒步旅行，举起孩子和背着背包徒步旅行。我很少感到坐骨神经痛，即使疼也是很轻微的疼痛。我不再考虑我的背部，相反，我思考可能是什么让我感到焦虑或者紧张。我将遭受坐骨神经疼痛作为一个测量焦虑的有益的晴雨表。

我知道……你已经听到过很多跟我一样的故事。我希望这封信能对那些跟我同样遭遇的人有帮助——我的疼痛是由我的整形外科医生对以无害的躯体化问题作为开始症状的误解所引发的疾病……

亲爱的萨诺博士：

我非常高兴地向你提供关于你的书以及它带给我的疗效的评论。

那是1987年夏天，我正在打网球，我的背部遭遇了一件突然的使人无力的"事件"。过去，在我十几岁时，背部曾经有一些很小的问题，但是二十年来都好好的。那年我41岁，正设法回去工作，但我的老板看到我之后，命令我立刻回家并且去看医生。

在医生的办公室，整形外科医生拔出脊柱模型向我展示神经是如何楔在骨头和软骨之间并且是如何导致我曾经经历过的恐怖痉挛的。他的建议是卧床休息两周，并且一定不要开展一周时间的自行车旅行——我曾经计划要做为期10天的自行车旅行。考虑到会耽误两周工作，并且，基于漫长的恢复期，我的病的严重性显而易见。这些，都让我突然浑身冒冷汗。

● 我的确在床上待了5天，然后回去工作了，但疼痛仍然在。我不能长时间地坐着，每天都有几个小时躺在办公室的地上，电话则放在身边。然后，我带上医生开的布洛芬（一种消炎药）和美索巴莫（注射液，用于腰及关节韧带急性扭伤、坐骨神经痛、增生性脊柱炎、风湿性关节炎、类风湿性关节炎、肌肉劳损等），继续了自行车之旅。奇怪的是，我发现我的背部感觉比过去一周好多了，尽管事实是每天我要在自行车座垫上坐5个小时。

在接下来的10个月里，我有一些其他不太严重的症状。每次发作时，我就会丢开跑鞋和网球拍，并且等着疼痛减弱。每当这个时候，我的脊髓都在被压迫脊椎的间盘移动。1988年春天，我的个人生活中发生了一件特别有压力的事，我遭受了一次发作，持续了数周。与此同时，一个朋友……他曾经患有慢性背部问题多年，向我介绍了你。我半信半疑——老实说……

我猜你会说那两次来回的旅程……去纽约，我有幸读了这本书，这改变了我的生活。一方面，了解到我是如此典型的肌肉紧张综合征令人难过；但另一方面，了解到我是多么的正常又让人安心。这本书让我异常清楚：虽然背部痉挛的确是真的，但它们是肌肉缺乏充足血流量的正常生理现象……

当我感到社会对自我治疗的力量可能有不切实际和不公

正的期待（比如将全部的责任推给癌症患者，责怪他们没有能力去战胜疾病）时，我绝对有信心。我们的健康掌握在自己的手中。你的书只是向我们指明了问题产生时应该选择的方向。

亲爱的萨诺博士：

你的书真正是一种宽慰。写给我的医生的关心信件也许能最好地概括我的情况……

我希望用文字表达的感激能够准确地反应出你的书籍带给我和我妻子的宽慰。衷心感谢您！

亲爱的医生：

我写信是为了告诉你自从11月最后一次见到你之后，我的进步有多大。我们最后一次谈话的时候，你检查了我曾经做过的一个MRI的结果。那时候，我勉强同意你给出的外科手术的建议。长期卧床休息之后，我的病情没有得到改善，接下来的MRI表明我患有腰间盘突出。

在见过你之后，我尝试了一个脊椎推拿治疗，也没有帮助。我腿部的疼痛时好时坏，没有固定模式。然后，在圣诞节期间，我取消了所有假期安排，准备花三周时间好好养养我的背。但是，一周之后，我的背比之前任何时候都疼了。坦率地说，我焦虑坏了。我几乎将自己的生活方式重新调整为受限制的方式。这种局面直到一个家庭成员送了我一本关于背部疼痛的书才算结束，我想你应该知道是哪本书了。

这本书是引人入胜的，因为在对疼痛和相似症状做出完整描述之后，它将我的背部疼痛归因于紧张引起的肌肉痉挛。治疗方法就是：从床上下来，并且恢复疼痛之前的日常生活，让血液来顺畅压缩肌肉，并且放松。

读完这本书，我做的第一件事情是跳进车里，抛开背部休息，愣是开了四个小时（请注意我处在不能忍受的疼痛之中）。当我最后停好车时，背部不疼了。接下来的三到四天，我都是一坐一整天，几乎不休息，并且在一个沙滩上散步。疼痛渐渐地消失了。一周半之后，我打了一个半小时的手球，并且赢了所有三局游戏——没有任何地方疼痛。

肌肉痉挛诊断有道理是因为没有特别的事故使疼痛出现，在一定程度上它是突然产生的。那时，我离开工作，进入没有第一时间被录用的研究所。我一直在努力改变我的职业，要么能够跳到高处，要么再也没有机会。在那个时候，你还不能牵拉着我的腿并告之我已经"筋疲力尽"了。

我写这封信的目的是要感谢你和你的耐心，并且，最为重要的是对他人的帮助……

亲爱的萨诺博士：

我想感谢你，感谢你对我的健康的帮助，并因此改善了我的生活质量……

我曾经患有严重的背部疼痛（背部上端和下端都疼，包括坐骨神经痛），我联系你的时候已经患病7年了。我也有定期的严重的肠痉挛以及胸部剧烈尖锐的疼痛；我的膝盖、脚踝、手肘、手腕、膝关节和一个肩膀都在疼痛。

所有这些疼痛，尤其是背部疼痛，严重限制了我工作和娱乐的能力。我不能扫地、洗碗、抱孩子（或任何超过3磅的东西）、参加体育运动，等等。甚至，自己梳头都会导致新的疼痛。

我曾经是一个强壮、活跃的人，有发挥自己体力的强烈需求。我觉得正是这一特点导致了背部疼痛问题，其他人也这样认为。

第一次去看我的医生，我被告知要让背部尽可能少地活动，不要做任何可能伤害到它的事情，而这意味着很多事情都不能做。

我听从了这个建议。接下来的7年间，我变成了一个背部疼痛治疗的"专家"，但是没有用。我接受过14期的针灸治疗、17期脊椎推拿治疗、17期身体平衡训练、13期罗尔芬健身法（按摩健身法，一种姿势训练与肌肉按摩相结合的健身法）

以及几期物理疗法，使用了一个"神经单元经皮神经电刺激单元"，参加了"糟糕背部训练班"，加入了一个健康SPA，并且使用水流按摩浴缸和桑拿浴，还有接受很多信息等。一个医生认为我的病可能是"原发性纤维肌痛综合征"，并试图给我增加左旋色胺酸和B_6。

在那个时候，所有这些治疗似乎只有一点帮助，我依然持续地遭受惊人的疼痛。

跟你交谈之后，我考虑寻求一位心理治疗师，但最终还是决定独自尝试一下。我开始认识到，并不是一个巨大的根本问题导致了我的疾病，相反地，而是任何生活中让我感到恐惧的小事导致了紧张，并会引发新一轮疼痛，让我变得更紧张、更疼痛，如此不断循环。如果病因是一种无法解决的心理冲突，大多数时间，并不能真正地解决它并让疼痛消失——只是仅仅意识到这是我的疼痛源。但是我发现，相对于以前，现在的我倾向于更为快速地解决问题。

我是如此心花怒放，开心于我有能力将每次痉挛转变为一个信号，告诉自己肯定有某些事情困扰了我（情绪上的或心理上的），然后在瞬间彻底地结束疼痛。

我花了四个月的时间才很好地控制住了这一过程，在不到一年的时间里，我可以对朋友和家人说："是的，我的背部彻底治愈了。我完全脱离了痛苦！"

在背部疼痛消失的同时，上面提到的我身体其他部位的疼痛也消失了。最终,我又能工作和玩耍了——而7年来我一直想做都不敢做或者不能做。多么令人宽慰呀!

萨诺博士,我感激你一辈子。感谢从你已经从事了二十多年的工作中获得的勇气和友善,感谢你帮助人们永久地摆脱了无能为力的痛苦。

谢谢你!

亲爱的约翰·萨诺博士:

……我的症状现在有了很大的改善,并且,相对于一个饱受疼痛折磨的人来说,我过着正常的鲜活生活。我真的希望去通知那些也能从你的工作中获益的其他人。

我只是想让你知道你被某个人深深感激着,我从来没有见过你,但却被你的特殊品质深深影响。

再次,我全心全意地感谢你。

亲爱的萨诺博士:

……阅读你的书改变了我的生活。我患有慢性疼痛,并且尝试了很多疗法,但没有一种方法有效,直到我读了你的书。

亲爱的萨诺博士：

去年有六个月我都在遭受背部下端的剧烈疼痛。学习了你的肌肉紧张综合征理论两周之内，我的背部疼痛消失了。我非常非常感激你，并且想要告诉你我的故事，你对我的长效影响的故事。

1988年7月，一天早晨慢跑之后，我感到背部下端发紧，疼痛从背部向下蔓延到我的左腿，直到我的脚。24小时之内，我的背非常疼，于是我去看整形外科医生。诊断后，我开始遵从他的治疗计划，卧床休息了几天，同时尽可能频繁地冰敷背部，并按照医嘱开始轻微的拉伸练习——骑固定自行车，使用腰靠，随后是背板。他告诉我患了肌肉紧张，脊椎下部区域韧带不稳定，可能是轻微的间盘受伤。我忠实地遵从着这个治疗计划，因为我信任和喜欢我的整形医生。并且，以前我的颈部和臀部肌肉受伤也在他这里获得了成功的治疗。我继续工作，经常躺下休息，并且定期走一小段路。

非常不幸，疼痛并没有消除。相反，病情似乎逐渐恶化了。8月有几个星期恰巧是休假，我感到疼痛有些微的减缓，但是当我重回工作的时候，疼痛比之前更严重了。我相信，正如以前被告知的一样，我伤害了自己，因此我小心翼翼地治疗自己：停止慢跑，在我的办公室椅子上加上了腰靠，移动的时候非常小心。我慢慢地开始限制自己的生活，因为几乎我做的任何事情都会导致背部受伤,并且我害怕影响到治疗过程。

到11月,疼痛比以前更糟糕了。我做了一系列的检查,希望找到疼痛的原因。我的整形外科医生不认为有什么严重的问题,但很疑惑我一直没有康复。我做了关节炎检查,做了X光、MRI和一个神经学检查。做完所有检查,神经科医生建议我尝试游泳,他也不知道我到底怎么了。

12月,我处在极度痛苦之中,已经不能忍受坐着工作了,并且也不能集中注意力了。因为我是一个心理治疗师,集中注意力关注我的客户是最基本的工作。伴随着太多的痛苦,我决定脱离工作数月以治好自己。

这个时候,我极渴望某种方法解决这个问题。踌躇地,我咨询了一个巫师。她也说我的背部患了肌肉痉挛,松弛的韧带阻止了它们的治疗。她推荐了一个中国专家的针压法。经过5~6期非常痛苦的治疗之后,医生通过翻译告诉我说应该变好一些了,但是却没有,真是伤脑筋。当听说我用过冰敷和拉伸锻炼,他说:"噢,不,你应该保持温暖、放松,就像在度假一样。"令人惊讶的是,经过一个周末的彻底放松,我感到症状有一些缓和。

因此,接下来的1989年1月一个周一的早晨,我收到了老同事的信,他知道我的背部疼痛问题。信中有一篇从《纽约》杂志上复印的一篇文章,文章作者是托尼·施瓦兹(Tony Schwartz),他的背部疼痛被一个叫约翰·萨诺的医学博士奇迹般地治好了，我由此听说了你的观点。我花了一天时间打电话给所有知道这一观点的朋友，他们都宣称获得了同样奇迹般的治愈……我打电话到你的办公室，被通知说在六周内能见到你，并且两周内你会打电话给我约定一下时间。

当我等待时，我就开始治疗自己了。我立即感觉到了肌肉紧张综合征诊断的准确性，因此很容易就告诉自己没有任何问题。我没有受到损伤——疼痛来源于紧张，并且它也会过去的。我也运用放松调节技巧来放松我的背部，并且努力去辨识潜在的冲突。因为做过多年的心理治疗，我惊讶于自己会躯体化地表达潜意识中的冲突。但是，我判定冲突与不坚持自己有关。

两周内，疼痛在放松的情境中消失了。两个月内，我一如过去未患上疼痛时活跃。如果在看电影的时候疼痛回来了，我会花一周的时间每天晚上都去看电影，并且告诉自己疼痛会消除。事实上也的确如此。当你打电话给我做预约的时候，我自我治疗得很好，并且相信自己能治好自己。

1989年5月，我发现了导致紧张的真正无意识冲突以及我背部的疼痛。病因变得清晰起来，我的背部疼痛/紧张是在那一期间（肠胃不舒服、反复的尿道感染、老年肩）发生的一组躯体症状的一部分，是我的身体记住早期乱伦经历的紧张和疼痛的第一个信号。

去年一年，当我阻止记起性虐待的感受时，我会有轻微的、短时间的、骤然的背部疼痛。但是我知道，当自己治愈了心理的伤口，背部疼痛的所有迹象都将消失。

让我再次表达对你的感激之情。不仅是你的观点向我提供了一个允许我自己治疗背部疼痛的方法，而且它们有助于我发现隐藏在这一紧张和疼痛之后的真实意义。现在，彻底的治愈已经开始了。

非常感谢！

附 录

中国医学专家和读者的声音

　　这本《别了，背痛》不止对医学界有振聋发聩之功，其苦口婆心的姿态，细细道来的语调，加之书中详实生动的案例，流畅平易的文字，则更对普通背痛患者有去病除痛、重拾健康之效。

震动医学界,更是背痛患者的福音

樊碧发,全国疼痛诊疗研究中心主任

约翰·萨诺是世界知名的背痛专家,这本《别了,背痛》是积其几十年之功的大作,极有见地。显而易见,这本书是以科学严谨的态度写成的。书中观点,都是从众多病人临床症状的诊治得来,真实可信。作为中国疼痛诊疗研究者中的一员,个人以为这本书很是有益于社会和疼痛病人。

背痛不只是困扰一般病人的问题,同样让医学界人士挠头。萨诺医生以多年治疗背痛的经验,对病痛的认识和治疗手法均超迈一流,其从心理特别是从情绪的角度来认识并治愈背痛的观点,已然震动医学界;成千上万的患者在其手中康复的事实,更让医学界人士如我者信服并衷心赞誉。这本《别了,背痛》不止对医学界有振聋发聩之功,其苦口婆心的姿态,细细道来的语调,加之书中详实生动的案例,流畅平易的文字,则更对普通背痛患者有去病除痛、重拾健康之效。

面对现实——背痛可以治愈的秘密

李雪柏（Amy Li），系统首代、国际认证教练

我的背痛

30岁的时候，我是某著名地产公司的策划总监，事业已经到了自己所能及的巅峰状态。外面的世界看起来一片大好：老板、同事的认可，很好的爱人，家人、朋友支持，等等。可是内在里，背痛却几乎让我痛不欲生。

我工作异常忙碌，睡眠很少。我有时会牺牲吃饭的时间去做半小时按摩，或者在睡前吞几片运动员专用的止痛片。如果不做这些，结果就是彻夜不眠。我整个背部是紧绷的，敲击起来，还会发出敲木板的声音。最要命的是，还伴随着突然地晕眩。记得在纽约开会期间，我又一次由于剧烈的背痛在睡梦中惊醒。于是，我痛苦地做出决定——我不能再继续工作下去了！

背痛让我按下了人生的暂停键。随后，我开始悠哉的自由职业者的生涯，每天都可以泡在健身房、SPA馆里，和一群女友们喝上半日咖啡。理论上来讲，我的背痛应该就此消失才对。因为不再有紧张的日程安排，工作压力不在了。可是奇怪

的是，我的背痛依旧。

人的自救能力真是顽强。在痛苦中，我选择了瑜伽、中西医的物理理疗、心理治疗，虽然不那么严重了，可疼痛依然。我说不严重，并不等于消失了。说也奇怪，以前的大面积疼痛变成了附着在身体的几个局部——颈椎、左肩以及右侧的腰部。我这时接受了一些身心医学的理论——这些疼痛点与我的信念、思想及完美倾向有关。最大的进步在于，自己不再如以前那么悲观、痛苦，而是在疼痛来临的时候，很平静地面对了。

别了，背痛

幸运的是，前段时间，朋友推荐了《别了，背痛》。她说我已经是她帮过的第十位了，看书之后，背痛就会消失。我将信将疑。

我记得当时一直看到了凌晨三点，这个劲头，只年轻那会看金庸和琼瑶的小说时才有过。我心里不停地应和着：我就是这样的，我也有类似的症状……随后，我也向几十个人推荐这本书。

我当时激动不已。其实，早在多年前的心理学学习中便已认识了心理、情绪是背痛的源头问题。看过书之后才知道，是自己之前了解的不够，并且没有认识到还要勇敢地面对，要学会与疼痛对话。最近在看美剧《肯尼迪家族》，剧中的总统先生的背痛一直出现。我心想，这个可怜的总统当时没有机会读到这本《别了，背痛》。看来，我还是幸运的。

正像书说的那样，背痛多半是因为肌肉紧张综合征（其主要表现是背、腰、颈、肩、臀及四肢疼痛)，其根源则是压力或其他心理因素。书中通过不计其数的案例和不断深入的身心关联研究，记述了如何发现自身疼痛的精神渊源，并切断这种疼痛的关系。因此，人人都可以进行自我康复，不但不用吃药和手术，连锻炼疗法和其他物理疗法也用不着。

现在，背痛对我来说已不是问题了。我还发现，周围很多人都有腰背痛的困扰，于是我直接告诉朋友原因——你焦虑，你担心，你死撑，你压力大，等等。我诚心推荐这本书让他们参考，很多人后来都觉得颇有受益。

同时，我为《别了，疼痛》写了博客。非常感谢医生"lily乐乐"在我的博客中留言："作为疼痛医生，我见到几乎所有的病人都有疼痛背后的根源——扳机点（触发点）。临床医学认为它是神经肌肉的原始附着点，但我认定这可能是心灵的创伤在此部位的痕迹。"

我现在开始了新的工作，在我的高管教练中，如果客户和我分享他们的身体苦痛或者感受，我心里暗暗地庆祝——这一定又是一次很好的话题。我总是温和地讲解一下《别了，背痛》的相关内容以及其中的身心联结的理论。当问到这样的问题：假如这个疼痛的部位能够说话，它会跟你说什么？智慧的洞见就在此发生了。

感谢《别了，背痛》这本书。